全国中医药行业职业教育“十四五”创新教材

药理学实验实训教程

（供中医学、针灸推拿、中药学、护理等专业用）

主　编　刘尚智　李　晶

全国百佳图书出版单位
中国中医药出版社
·北　京·

图书在版编目（CIP）数据

药理学实验实训教程 / 刘尚智，李晶主编 .—北京：中国中医药出版社，2023.12
全国中医药行业职业教育“十四五”创新教材
ISBN 978-7-5132-8499-8

Ⅰ .①药…　Ⅱ .①刘… ②李…　Ⅲ .①药理学—实验—高等职业教育—教材　Ⅳ .① R965.2

中国国家版本馆 CIP 数据核字（2023）第 200031 号

中国中医药出版社出版
北京经济技术开发区科创十三街 31 号院二区 8 号楼
邮政编码　100176
传真　010-64405721
河北联合印务有限公司印刷
各地新华书店经销

开本 787 × 1092　1/16　印张 17.25　字数 363 千字
2023 年 12 月第 1 版　2023 年 12 月第 1 次印刷
书号　ISBN 978 – 7 – 5132 – 8499 – 8

定价　69.00 元
网址　www.cptcm.com

服务热线　010-64405510
购书热线　010-89535836
维权打假　010-64405753

微信服务号　zgzyycbs
微商城网址　https://kdt.im/LIdUGr
官方微博　http://e.weibo.com/cptcm
天猫旗舰店网址　https://zgzyycbs.tmall.com

如有印装质量问题请与本社出版部联系（010-64405510）

全国中医药行业职业教育“十四五”创新教材

《药理学实验实训教程》

编委会

主　编　刘尚智（四川中医药高等专科学校）

李　晶（重庆医科大学附属巴南医院）

副主编　邹艳萍（四川中医药高等专科学校）

刘　辉（绵阳市妇幼保健院）

肖　艳（四川省宜宾卫生学校）

编　委（以姓氏笔画为序）

王嘉毅（四川中医药高等专科学校）

代小娇（四川中医药高等专科学校）

向晓雪（四川中医药高等专科学校）

吴俊杰（四川中医药高等专科学校）

张志强（四川中医药高等专科学校）

林　浩（雅安职业技术学院）

周碧兰（长沙卫生职业学院）

谢　靓（四川大学华西上锦南府医院）

编写说明

《药理学实验与学习指导》自2008年12月出版发行以来，受到了广大师生、读者的欢迎和喜爱，2010年和2015年分别对第2版、第3版教材进行了修订，改写了部分内容。为了进一步提升教材质量，实现国家高等教育和高职高专人才培养目标，使教材更好地服务于院校教学，根据国家卫生健康委员会相关教材工作会议的精神，结合教学大纲的具体要求，本次对本教材内容进行了较大的修订和增补，并更名为《药理学实验实训教程》。本教材可供中医学、针灸推拿、中药学、护理等专业使用。

本教材内容包括三个篇章。第一篇为药理学实验指导，根据教学过程中的实际应用情况，删除了原“实验动物基本技术”中的实验动物的麻醉、取血和处死方法等内容，使得教材更加简洁、实用。实验项目调整为26个，分别编入相应的系统药物中，在教学中可根据不同专业的岗位能力要求，有针对性地选用实验项目。第二篇为常见病症用药指导，选取了临床上常见的18种病症，从疾病概述、临床表现、药物治疗、用药注意事项四个层面进行介绍，将药理学课程中的部分内容与临床岗位任务归纳重构，有利于培养学生在以后的临床工作中正确运用药理学知识，强化用药能力，满足了基层高素质临床服务人才的需求。第三篇为药理学习题，其内容衔接药理学教材，按章节分类编写。习题紧密结合教学大纲和国家执业医师、执业药师、执业护士（师）资格考试的要求，题型包括单项选择题、多项选择题、问答题、病例分析、处方分析等类型，重点突出，难度和题量适中，并全部附有参考答案，便于学生自学和练习。

为了更好地结合临床实践，特别邀请了部分医院的医师参与本教材的编写，旨在加强教学的针对性和实用性，提高学生的综合素质，培养学生的动手能力和实际解决问题的能力，实现人才培养的多样化。

本教材在修订过程中，得到了中国中医药出版社、各参编单位的大力支持，在此表示衷心的感谢。限于我们的学识和水平，增删内容不尽妥当，恳请专家学者和各校师生提出宝贵意见，以便再版时修订提高。

《药理学实验实训教程》编委会

2023 年 9 月

目　录

第三篇　药理学习题及参考答案

第一篇 药理学实验指导

第一章　药理学实验基础知识

第一节　药理实验室基本规则

一、实验室环境及实验人员着装

为营造良好的实践学习环境，应保持实验室肃静、整洁，不得喧哗、打闹，不做任何与实验无关或影响实验的事情；为保持实验的科学严谨性和实验人员的安全，进入实验室须穿着整齐的白色工作服，不允许穿背心、短裤、拖鞋，不允许披头散发和过度佩戴首饰。

二、实验仪器设备

实验前、后应检查实验仪器设备，如有故障和损坏应及时向带教老师或实验室管理人员报告，并进行登记和调换；实验中应规范实验仪器使用，切勿违规操作；对贵重、精密仪器，在未熟悉其性能之前，不可擅自调试；未经允许不得私自在计算机上用U盘、移动硬盘等便携式存储器阅读或复制文件。

三、实验器材、药品及动物

实验应遵循厉行节约原则，不得随意浪费动物标本、器材、药品和试剂；注意器材的再生利用，如纱布、试管、插管等，待实验后应洗净再用；实验后应分组整理、清点所用过的实验器材，检查登记药品、试剂使用情况，如有损坏或缺失要及时报告，违章操作导致损坏者，要进行赔偿；不得私自将实验室的用品或实验动物带出实验室。

四、实验室的安全卫生

实验过程中注意安全，严防触电、火灾、动物咬伤及中毒等事故发生；注意环保，爱护实验动物，实验完毕将存活动物放回指定的笼内，死亡动物和废物应放到指定地点；药品取用应规范，不得污染环境；实验后将器械清洗干净，摆放整齐，打扫实验台面和清洁实验室卫生；切断电源，关闭水电开关及门窗。

第二节 药理学实验目的和要求

一、药理学实验目的

1. 巩固加深药理学基本知识和基本理论

通过药理学实验，验证所学的理论知识，加深对基本理论、基本知识的理解和记忆，培养学生理论联系实际的能力。

2. 培训药理学实验的基本技术和技能

通过药理学实验，学习了解实验设计、实验操作及统计分析的方法与技术，培养和提高学生运用相关知识观察、比较、思考、分析客观事物和解决实际问题的能力。

3. 培养严谨的科学态度和求真务实的工作作风

通过药理学实验，使学生了解药理学研究的基本程序和科学途径，激发学生对科学研究与发现的兴趣，培养学生对科学研究的严谨态度、严密逻辑与思维，培养团结协作和实事求是的工作作风，为将来从事科学实验及研究工作打好基础。

二、药理学实验具体要求

1. 实验前准备工作

（1）实验前要仔细阅读《药理学实验指导》，预习有关实验内容，了解实验原理、实验方法和步骤，明确实验目的及要求。

（2）结合实验内容，复习有关解剖、生理、生化、微生物学与免疫学等方面的理论知识，做到充分理解有关知识。

（3）了解相关仪器的基本结构、性能以及正确的操作方法。

2. 实验中的学习与实践

（1）带好实验教材和笔记本，认真听老师的讲解，积极思考、回答老师的提问，遵从老师的安排。

（2）实验一般以小组进行，小组成员间要合理分工、密切合作，不得各行其是，推诿扯皮。

（3）严格按照实验指导上的实验步骤进行操作，实验中应胆大心细，规范操作，准确给药，防止出现差错而造成实验失败。

（4）认真、仔细、全面地观察实验现象，及时、准确、客观地记录实验结果。积极思考，如有疑问，应向指导教师请教，结合所学理论知识独立分析判断实验结果。

（5）实验过程中要注意节约药品及实验材料，避免造成浪费。

（6）实验中如出现意外或自己无法解决的情况，应立即向指导教师报告。

3. 实验后清理工作

（1）将实验所用器材按要求进行清洁、整理和清点后放到指定位置。

（2）将存活和死亡的动物按要求分别放到指定地点。

（3）做好实验台面和实验室的清洁卫生。

4. 实验总结

（1）实验结束后，根据实验指导，整理实验记录与结果，进行比较分析、统计处理，总结理解每个实验步骤和实验结果的意义。

（2）在规定的时间内完成实验报告，交指导教师审阅。

第三节 实验结果的记录和整理

一、实验结果的记录

原始记录包括实验题目、日期、组别、室温等常规项目，以及实验过程中各项实验进行的起止时间和方式、实验观察的各种变化、现象和结果等。凡属计量资料，均应以规范的单位和数值做定量的表示；凡有描记曲线记录的实验，应在实验中的曲线图上标注说明，包括实验日期、实验题目、实验动物（种类、性别、体重）、实验药物、给药剂量和途径等实验条件；对较长的曲线记录，可选取出现典型变化的段落，剪下后粘贴保存。

1. 实验标本

包括动物的种类、来源、体重、性别、编号等。

2. 实验药物

包括药物的来源、批号、剂型、浓度、剂量及给药途径等。

3. 实验环境

包括实验日期、时间、温度、湿度等。

4. 实验步骤及方法

根据实验具体情况做详细记录。

5. 观察指标

包括原始记录和相关描记图纸。如功能学实验中所观察的指标，按其性质可分为以下三类。

（1）功能性指标　如呼吸、体温、血压、心率及全身状态等。

（2）代谢性指标　如血、尿肌酐，血红蛋白含量，酶的活性，血浆酸碱度等。

（3）形态结构性指标　如根据形态改变，判断心腔扩张和肺水肿是否存在，用染色的方法判断有无心肌梗死及梗死面积的大小等。

二、实验结果的整理

1. 制作图表

为了将实验结果有重点地表达出来，以便阅读、分析和比较，计量资料（如血压、心率、瞳孔大小、体温变化、生化测定数据和作用时间等）和计数资料（如阳性反应或阴性反应数、死亡或存活数等）均应加以概括、归纳，资料应制成统计表或统计图。

统计表要求布局合理、表格清晰、表头明确、数据准确，表格常采用三线表，一般将观察项目列在表内上方，由左而右逐项填写。

统计图有曲线图、柱形图、圆饼图等，可适当选用。绘图时要列出数据刻度，并标明单位，要有标题及适当的图形注释，一般以纵轴表示反应强度，横轴表示时间或药物剂量，并应在纵轴和横轴上列出数值刻度标明单位，在图的下方注明实验条件。如果不是连续性变化，也可用柱形图表示。对较长的曲线可适当地删减，但不能漏掉有意义和价值的曲线部分（包括预期结果及非预期结果）。

2. 统计学处理

根据图表中的计量资料或计数资料得出简明的数值（如平均数），必要时应做统计学处理，以保证结论的可靠性，根据不同的资料选择相应的统计学方法，常用的统计学方法有两组间 t 检验和 χ^2 检验，可采用专业的统计学软件如 SPSS 软件处理数据。

第四节　实验报告的书写

实验报告是检验学生对实验的掌握程度以及评价学生实验课成绩的重要依据，同时也是规范实验教学管理的重要文件。实验报告的书写是一项重要的基本技能训练，它不仅是对每次实验的总结，更重要的是能够培养和训练学生的逻辑思维、归纳判断、综合分析和文字表达能力，也是科学论文写作的基础。实验报告的书写要求结构完整，条理清晰，文字简练，书写工整，措辞注意专业性、科学性和逻辑性，杜绝互相抄袭、千篇一律的现象。

一、实验报告的基本格式（表 1-1-4-1）

表 1-1-4-1　　实验报告

药理学实验报告
姓名　　　　专业　　　　班级　　　　组别　　　　日期
实验题目： 实验目的：   实验方法：   实验结果：   结论：   讨论：

二、实验报告书写的具体要求

1. 实验题目

即实验项目名称，用最简练的语言反映实验的内容，实验指导中每个实验的题目都应该清楚明确。

2. 实验目的

主要说明通过该实验学习巩固的理论知识和要求达到的技能目标。

3. 实验方法

实验操作的具体步骤，实验指导虽有详尽的说明，但应根据实验内容简述主要操作步骤，要简明扼要，不要全部照抄实验指导；如果实验仪器或方法有变更，则应详细记录仪器的名称、型号及主要性能参数和操作注意事项。

4. 实验结果

实验报告的核心部分。各种数据资料、图像记录和现象的描述必须绝对真实而准确。实验所得数据必要时填入表中，应尽可能进行统计学处理；图形资料应做好标记及剪贴。凡计量资料和计数资料在实验报告中一般只列经过归纳、整理的结果，但原始记录也应保存备查。

5. 结论

结论是将实验结果加以概括性总结得出的判断，应与实验目的相对应，也是针对实验所阐明的问题、验证的概念或理论做出的简要总结。结论应做到用词准确，严谨客观，条理清晰，文字简练，既不是重复罗列具体过程，也不是对今后研究的展望，未获充分证据的理论分析不应写入结论。

6. 讨论

讨论应联系课堂讲授的理论知识，针对实验中所观察到的现象与结果，进行具体的定性或定量分析。判断实验结果是否与预期的结果一致，它可以验证什么理论？实验结果有何意义？说明了什么问题？如果属于非预期的异常结果，则应重点分析其可能产生的原因，不能用已知的理论或生活经验硬套在实验结果上，更不能由于所得到的实验结果与预期的结果或理论不符而随意取舍甚至修改实验结果。此外，也可以写出本次实验的心得体会，提出需要注意和解决的问题以及具体的改进办法与建议。

第二章　药理学动物实验基本技术

动物实验基本技术是进行动物实验时的各种操作技术和实验方法，如动物的捉拿、给药、生理和生化指标测定等，掌握动物实验基本操作技术，并在实验中正确应用是保证实验成功的关键步骤。本章主要介绍与药理学实验相关的动物实验技术。

第一节　常用实验动物的捉持和固定

实验中对实验动物的捉持和固定是保证实验正常进行必不可少的操作内容，也是保证实验结果正确的必备条件，不同的实验动物需采用不同的方法捉持和固定。

一、蟾蜍（青蛙）

捕捉时可持其后肢。操作者以左手食指和中指夹住动物前肢，用左手拇指压住动物脊柱，右手将其双下肢拉直，用左手无名指和小指夹住（图 1–2–1–1A），此法用于毁坏蟾蜍脑脊髓。做注射操作时，将蟾蜍背部紧贴手心，实验者用左手拇指及食指夹住蟾蜍头及躯干交界处，左手其他三指则握住其躯干及下肢（图 1–2–1–1B）。

在捉拿蟾蜍时，注意勿挤压两侧耳部突起的耳后腺，以免毒液射到实验人员的眼中引起损伤。

对蟾蜍进行手术或其他复杂操作时，则按实验需要的体位，用蛙钉或大头针将四肢钉于蛙板上（图 1–2–1–2）。

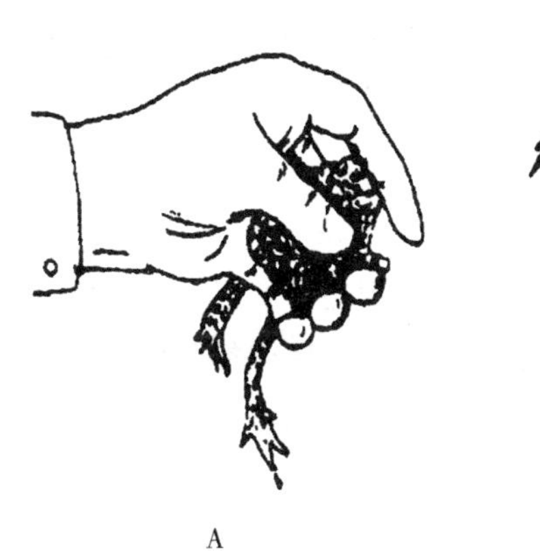

A　　B

图 1–2–1–1　蟾蜍（青蛙）捉拿法

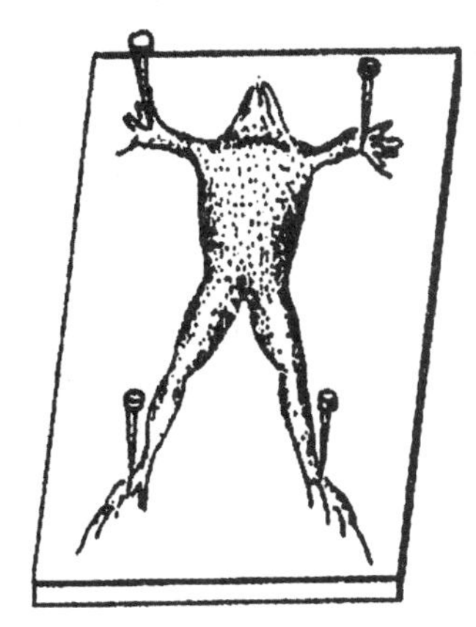

图 1–2–1–2　蟾蜍（青蛙）固定法

二、小白鼠

捕捉时可持其尾部末端。做腹腔注射或灌胃时，可按下法操作：实验者以右手拇指及食指抓住其尾巴，让其在粗糙台面或鼠笼上爬行，然后轻轻向后拉鼠尾，这样小鼠会四肢紧紧抓住笼面，起到暂时固定的作用。迅速以左手拇指、食指沿其背向前抓住颈部皮肤，拉直鼠身，以左手中指抵住其背部，翻转左手，使小鼠腹部向上。然后以左手无名指及小指固定其躯干下部及尾部，右手可进行实验操作（图 1–2–1–3）。

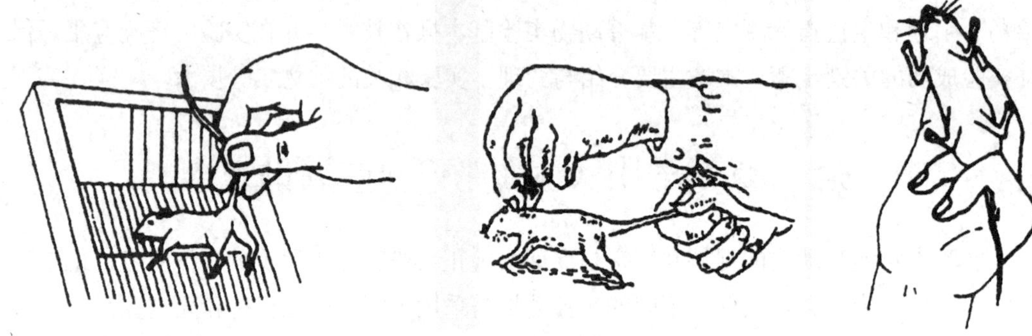

图 1–2–1–3　小白鼠捉拿法

三、大鼠

大鼠被激怒后易咬人，所以实验前应尽量避免刺激它。捉拿时戴纱布手套或用一块布盖住后捉拿，这样对大鼠的刺激小，并可防止被咬伤。

对大鼠进行腹腔注射、灌胃等操作时，方法与小鼠类似。用右手将鼠尾抓住提起，放在较粗糙台面或鼠笼上，向后轻拉，左手拇指、食指迅速抓紧其两耳和头颈部皮肤，余下三指紧捏背部皮肤，如果大鼠后肢挣扎厉害，可将鼠尾放在小指和无名指之间夹住，将整只鼠固定在左手中，右手进行操作（图 1–2–1–4A）。

若进行手术或解剖，则应事先麻醉或处死，然后用绳缚四肢，用棉线固定门齿，背卧位固定在手术台上。需取尾血及尾静脉注射时，可将其固定在大鼠固定盒里，将鼠尾留在外面供实验操作。

四、豚鼠

豚鼠具有胆小易惊的特性，因此抓取时要求快、稳、准。先用右手掌轻轻地扣住豚鼠背部，抓住其肩胛上方，以拇指和食指环握颈部，对于体形较大或怀孕的豚鼠，可用另一只手托住其臀部（图 1–2–1–4B）。

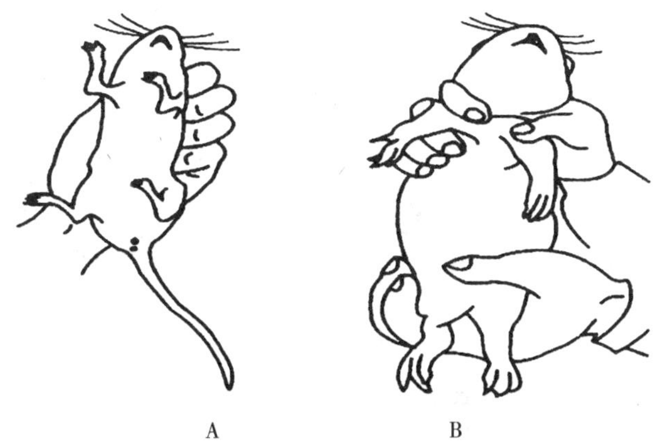

图 1–2–1–4　大鼠、豚鼠捉拿法和固定法

五、家兔

捕捉时以右手抓住家兔颈背部皮肤（不能抓两耳），轻轻把动物提起，迅速以左手托住其臀部，使动物体重主要落在抓取者的左掌心上，以免损伤动物颈部（图 1–2–1–5）。家兔一般不咬人，但脚爪锐利，在挣扎反抗时容易抓伤捕捉者，所以捕捉时要特别注意其四肢。

对家兔施行手术，须将家兔固定于手术台上。多数实验采用仰卧位固定，缚绳打套结绑缚四肢在踝关节上（打活结便于解开），然后将两后肢拉直，把缚绳的另一头缠绕于家兔手术台后缘的钩子上打结固定，再将绑前肢的绳子在家兔的背部穿过，并压住其对侧前肢，交叉到兔手术台对侧的钩上打结固定。最后固定头部，兔头夹固定时先将兔颈部放在半圆形的铁圈上，再把铁圈推向嘴部压紧后拧紧固定螺丝，将兔头夹的铁柄固定在兔手术台的固定柱上。棉绳固定头部时，用一根粗棉绳钩住兔两颗上门齿，将棉绳拉直后在手术台的固定柱上绕两圈后打结固定。做颈部手术时，可将一粗注射器筒垫于动物的项下，以抬高颈部，便于操作。以上方法较适于仰卧位固定。动物取俯卧位时（特别头颅部实验），常用马蹄形头固定器固定（图 1–2–1–6）。

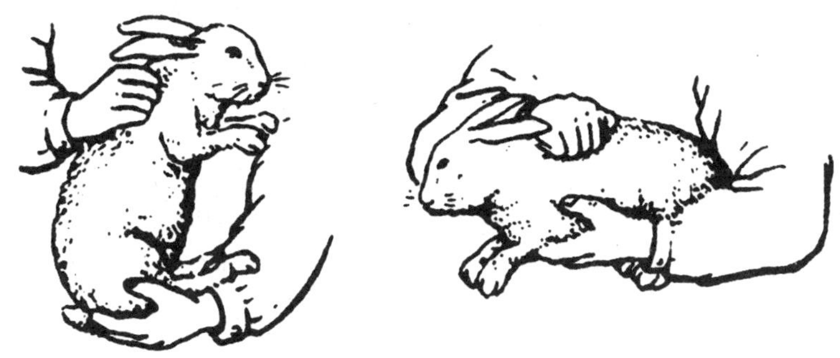

图 1–2–1–5　家兔捉拿法

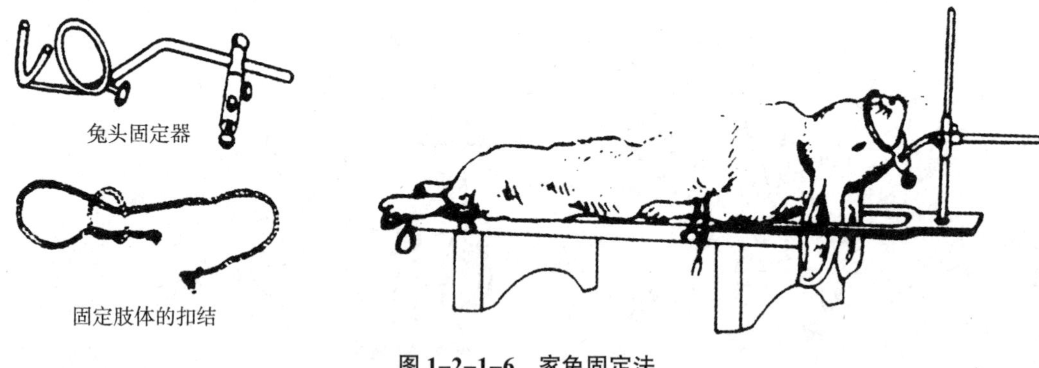

图 1-2-1-6　家兔固定法

第二节　常用实验动物的给药方法

药理学实验中，常常需要用药物对实验动物进行常规处理，这涉及实验动物的给药方法。较常见的给药方法有摄取给药法、注射给药法、涂布给药法和吸入给药法，其中前两种方法较为常用。

一、摄取给药法

1. 自动摄取法

把药物放入饲料或溶于动物饮水中让动物自动摄取。此法的优点是操作简便，不会因操作损伤动物。由于不同个体因各种原因其饮水和摄食量有差异，摄入的药量难以控制，不能保证剂量准确。饲料和饮水中的药物容易分解，难以做到平均添加。该方法一般适用于对动物疾病的防治或某些药物的毒性实验，复制某些与食物有关的人类疾病动物模型。

2. 灌胃给药法

灌胃给药能准确掌握给药量、给药时间、发现和记录药效出现时间及过程。但灌胃操作可能对动物造成损伤，熟练的灌胃技术可减轻对动物的损伤。

动物灌胃用灌胃器，灌胃器由注射器和灌胃管构成，灌胃管由尖端磨平后稍加弯曲的注射器针头制成。小鼠的灌胃管长 4 ～ 5cm，直径约 1mm；大鼠的灌胃管长 6 ～ 8cm，直径约 12mm。灌胃管插入深度大致是从口腔至最后一根肋骨后缘，成年动物插管深度一般是小鼠 3cm、大鼠和豚鼠 5cm、家兔 15cm。

（1）小鼠、大鼠　左手拇指和食指捏住鼠颈部皮肤，并用小指和无名指夹住尾部固定，使鼠腹部向上，右手持灌胃器经口角将灌胃管插入口腔，用灌胃管轻压鼠上腭部，使口腔和食管成一直线，再将灌胃管沿上腭缓缓插入至预定深度，如稍感有阻力且动物无呼吸异常，可将药物注入（图 1-2-2-1）。如动物挣扎得厉害、憋气，则应抽出重插。如灌胃管插入气管，动物可能立即死亡。药液注完后轻轻退出胃管，操作宜轻柔，以防损伤食管及膈肌。灌注量小鼠为 0.1 ～ 0.3mL/10g，大鼠为 1 ～ 2mL/100g。

（2）豚鼠　一操作者以左手从动物背部把后肢伸开，握住腰部和双后肢，用右手拇指、食指夹持两前肢。另一操作者右手持灌胃器沿豚鼠上腭壁滑行，插入食管，轻轻向前推进约 5cm，插入胃内。

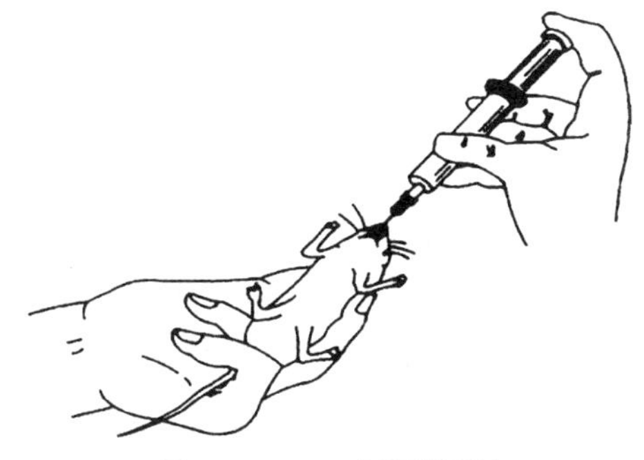

图 1–2–2–1　小鼠灌胃法

插管时亦可用木制或竹制的开口器，将 9 号导尿管穿过开口器中心的小孔插入胃内。将导管外口端置于水杯中，若有连续气泡，说明插入了呼吸道，应立即拔出重插，如无气泡，即可注入药物，注药完毕后再注入生理盐水 2mL，以保证给药剂量的准确。灌胃完毕后，先退出胃管，后退出开口器。拔插管时，应慢慢抽出，当抽到近咽喉部时应快速拉出，以防残留的液体进入咽喉部，反流入气管。灌胃量为每次每只 4 ～ 7mL。

（3）家兔　用兔固定箱，可一人操作。如无固定箱，则需两人协作进行。一人坐好，腿上垫好围裙，将家兔的后肢夹于两腿间，左手抓住双耳，固定其头部，右手抓住其两前肢；另一人将开口器横置于家兔口中，把兔舌压在开口器下面（图 1–2–2–2），将 9 号导尿管自开口器中央的小孔插入，慢慢沿上腭壁插入约 15cm。插管完毕将胃管的外口端放入水杯中，切忌伸入水中过深，如有气泡从胃管逸出，说明胃管在气管内，应拔出重插。如无气泡逸出，则可将药物推入，并以少量清水冲洗胃管，以保证给药剂量的准确。灌胃完毕后，先退出胃管，后退出开口器。灌胃量为每次每只 80 ～ 150mL。

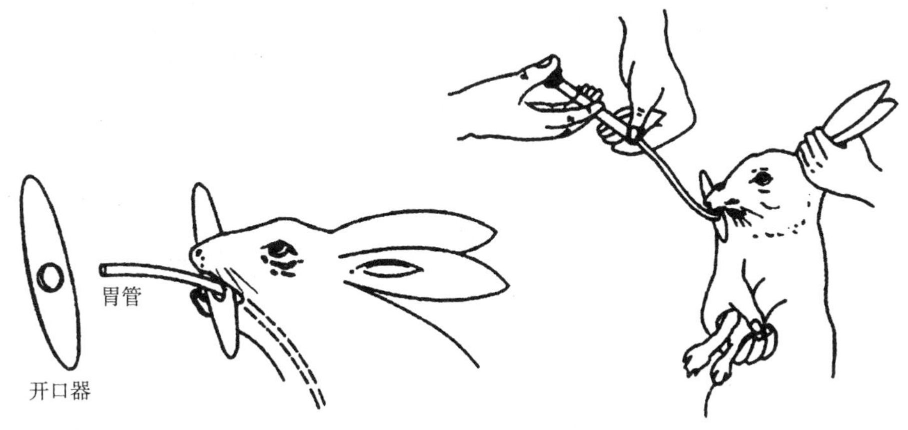

图 1–2–2–2　家兔开口器及灌胃法

二、注射给药法

1. 皮下注射法

在处理好动物注射部位的皮肤后，左手将注射部位附近的皮肤提起，右手握住注射器，斜向刺入。刺入后左手放开皮肤，先用左手将针芯回抽，若无血液流入注射器则表明并未刺伤血管，则可将注射器针芯徐徐推进，将预定剂量的药物注入。若注射针头已刺伤血管，则应将针头拔出，重新注射。

（1）小鼠　用左手拇指和中指将小鼠颈背部皮肤轻轻提起，食指轻按其皮肤，使其形成一个三角形小窝，右手持注射器从三角窝下部刺入皮下，轻轻摆动针头，如易摇动则表明针尖在皮下，回抽无血后可将药液注入。针头拔出后，以左手在针刺部位轻轻捏住皮肤片刻，以防药液流出，大批动物注射时，可将小鼠放在鼠笼盖或粗糙平面上，左手拉住尾部，小鼠自然向前爬动，此时右手持针迅速刺入背部皮下，推注药液。注射量为 0.1 ～ 0.3mL/10g。

（2）大鼠　注射部位可在背部或后肢外侧皮下。操作时轻轻提起注射部位皮肤，将注射针头刺入皮下，一次注射量约为 1mL/100g。

（3）豚鼠　注射部位可选用大腿内侧、背部、肩部等皮下脂肪少的部位。通常在大腿内侧，注射针头与皮肤成 45° 的方向刺入皮下，确定针头在皮下推入药液，拔出针头后，拇指轻压注射部位片刻。

（4）家兔　注射方法参照小鼠皮下注射法。

2. 腹腔注射法

动物腹部向上固定，腹腔穿刺部位一般多在腹白线偏左或偏右的下腹部。

（1）小鼠　左手固定动物，使鼠腹部面向捉持者，鼠头略朝上。右手持注射器朝头部方向进行穿刺，注射针与皮肤面成 45° 刺入下腹部，针头刺入皮肤后进针 3mm 左右，当感到落空感时表示已进入腹腔，回抽无肠液、尿液后即可注射（图 1–2–2–3）。注射量为 0.1 ～ 0.2mL/10g。应注意切勿使针头向上注射，以防针头刺伤内脏。

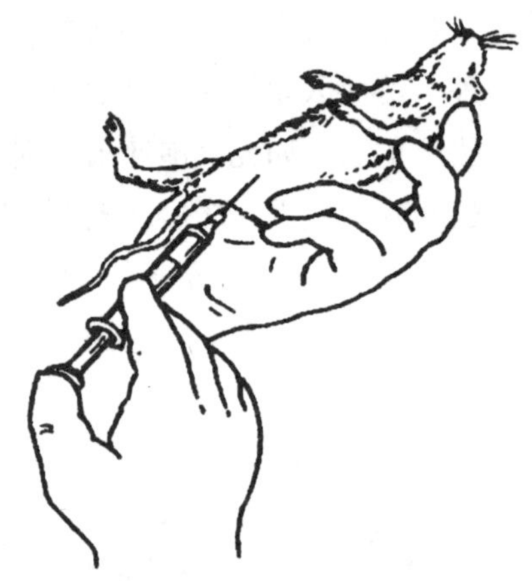

图 1–2–2–3　小鼠腹腔注射法

（2）大鼠、豚鼠、家兔　皆可参照小鼠腹腔注射法。但应注意家兔在腹白线两侧注射，离腹白线约 1cm 处进针。大鼠注射量为 1 ～ 3mL/100g。

3. 静脉注射法

静脉注射应根据动物的种类选择注射的血管。小鼠和大鼠多选用尾静脉，家兔多选用耳缘静脉，豚鼠可选用前肢皮下头静脉、后肢小隐静脉注射。因为静脉注射是通过血管给药，所以只限于液体药物。如果是混悬液，可能会因悬浮粒子较大而引起血管栓塞。

（1）小鼠、大鼠　多采用尾静脉注射。鼠尾静脉有 3 根，左、右两侧及背侧各 1 根，两侧尾静脉较易固定，应优先选择。注射时，先将动物固定于固定器内（图 1–2–2–4），可采用筒底有小口的玻璃筒、金属或铁丝网笼。将全部尾巴露在外面，以右手食指轻轻弹尾尖部，必要时可用 45 ～ 50°C 的温水浸泡尾部或用 75% 乙醇反复擦拭尾部，以达到消毒、扩张血管、软化表皮角质的目的。以拇指与食指捏住尾部两侧，使尾静脉充盈明显，以无名指和小指夹持尾尖部，中指从下托起尾巴固定之。用 4 号针头，针头与尾部成 30° 刺入静脉，推动药液无阻力，且可见沿静脉血管出现一条白线，说明针头在血管内，可注药。如遇到阻力较大，皮下发白且有隆起时，说明针头不在静脉内，须拔出针头重新穿刺。注射完毕后，拨出针头，轻按注射部位止血。一般宜从尾尖端开始，逐渐向尾根部移动，以备反复应用，一次注射量为 0.05 ～ 0.1mL/10g。

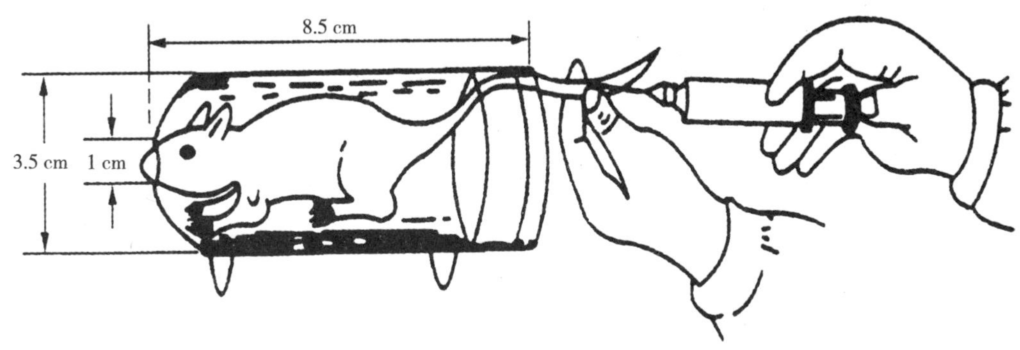

图 1-2-2-4　小鼠尾静脉注射法

（2）豚鼠　可选用多部位的静脉注射，如前肢皮下头静脉、后肢小隐静脉或雄鼠的阴茎静脉等，豚鼠的耳缘静脉也可注射，一般前肢皮下头静脉穿刺易成功。豚鼠的静脉管壁较脆，注射时应特别小心。一次注射量不超过 2mL。

（3）家兔　一般采用耳缘静脉注射，兔耳缘静脉沿耳背后缘走行（图 1-2-2-5）。将覆盖在静脉皮肤上的兔毛仔细拔去或剪去，可用水湿润局部，将兔耳略加搓揉或用手指轻弹血管，使兔耳血流增加，并在耳根压迫耳缘静脉，使其瘀血而发生血管怒张。注射者用左手食指和中指夹住静脉近心端，拇指和小指夹住耳缘部分，以左手无名指和小指放在耳下作垫，待静脉充盈后，右手持注射器使针头尽量由静脉末端刺入，顺血管方向平行、向心端刺 1 ～ 1.5cm，放松左手拇指和食指对血管的压迫，右手试推注射器针芯，若注射阻力较大或出现局部肿胀，说明针头没有刺入静脉，应立即拔出针头；若推注阻力不大，可将药物徐徐注入。注射完毕后，与血管平行地将针头抽出，随即以棉球压迫针眼止血。

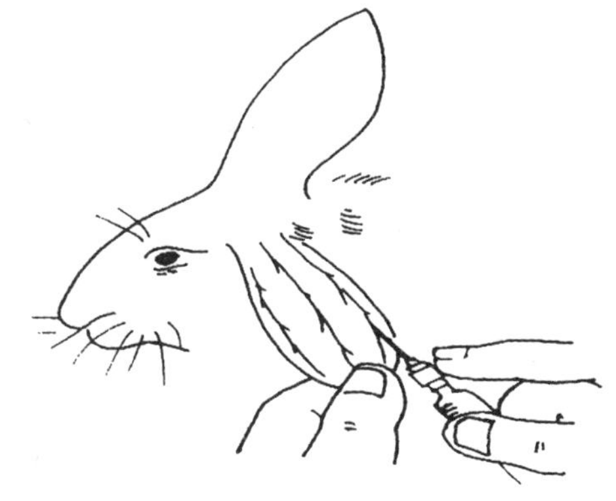

图 1-2-2-5　家兔耳缘静脉注射法

实验过程中如需反复静脉给药，也可不抽出针头，用动脉夹将针头与兔耳固定，换一有肝素生理盐水的注射器接上，防止血液流失和凝固，以备下次注射时使用。

三、涂布给药法

涂布给药法是将药物涂擦在实验动物的皮肤上，主要用于鉴定药物经皮肤的吸收作用、局部作用或致敏作用等。药物与皮肤接触的时间可根据药物性质和实验要求而定。

四、吸入给药法

吸入给药法是通过特殊的吸入装置，使药液呈气雾状喷出，经实验动物口、鼻吸入后，进入支气管和肺泡吸收而发挥作用。

第三章　药物的基本知识和处方知识

第一节　药物的基本知识

一、药品质量标准与药品管理

（一）药品质量标准

为了保证药物使用安全有效，国家制定了统一的药品标准或质量规格。药品标准是国家对药品的质量规格和检验方法等所做的技术规定，是药品在生产、供应、使用、检验和管理等环节共同遵循的法定依据。目前我国的药品标准有两类。

1.《中华人民共和国药典》

简称《中国药典》，根据《中华人民共和国药品管理法》编纂而成，规定了较为常用且有一定防治效果的药品和制剂的规格标准和检验方法，是国家管理药品生产、供应、使用与检验的依据，是我国保证药品质量的法典。《中华人民共和国药典》每5年颁布1次，一般由一部、二部、三部和通则组成。一部收载药材和饮片、植物油脂和提取物、成方制剂和单味制剂等；二部收载化学药品、抗生素、生化药品、放射性药品及药用辅料等；三部收载生物制品；四部收载通则。

2. 国家食品药品监督管理总局（现国家市场监督管理总局）颁布的药品标准

包括药品卫生标准、中国生物制品规程和未载入《中华人民共和国药典》的药品标准。

（二）药品管理

1. 处方药与非处方药的管理

根据国家《处方药与非处方药分类管理办法（试行）》，将药物分为处方药（prescription only medicine, POM）和非处方药（over the counter drugs, OTC）。

（1）处方药　处方药是指必须凭执业医师或执业助理医师处方才可调配、购买和使用的药物。因处方药在零售、使用上的限制不同，将其分为：①患者不能自行用药，必须由医师使用或在医院由医师监控使用且社会药店不得零售的处方药，包括一类精神药品、麻醉药品和放射药品等。②患者不可自行用药，必须由医师、医疗技术人员使用，社会药店可以零售的处方药，如一些注射给药的处方药。③患者可按处方或医嘱自行用药，社会药店可以零售的处方药，如口服抗生素。

（2）*非处方药* 非处方药是指不需要凭执业医师或执业助理医师处方即可自行判断、购买和使用的药物。根据药物的安全性不同，将此类药物分成两类：①甲类非处方药：只能在具有《药品经营许可证》、配备执业药师或药师以上药剂人员的社会药店、医疗机构药房零售的非处方药。②乙类非处方药：除社会药店和医疗机构药房外，可以在经过批准的普通零售商业企业零售的非处方药。

2. 国家基本药物

国家基本药物指一个国家根据各自的国情，按照符合实际的科学标准从临床各类药品中遴选出的疗效可靠、不良反应较轻、质量稳定、价格合理、使用方便的药品。《国家基本药物目录》中的药品包括化学药品、生物制品和中成药。实施国家基本药物制度，既可保障基本药物的生产和供应，又能有效地指导临床合理用药，杜绝药品滥用和浪费，为我国实行医疗保险制度和药品分类管理奠定基础。

3. 特殊药品管理

特殊药品包括麻醉药品、精神药品、毒性药品和放射药品。《药品管理法》明确规定，对上述药物要严格管理。

（1）*麻醉药品* 麻醉药品是指连续应用后，易产生躯体依赖性的药物。包括阿片类、可待因类、大麻类、合成麻醉药品类等。

（2）*精神药品* 精神药品是指作用于中枢神经系统，产生兴奋和抑制，连续使用后可产生精神依赖性的药物。精神药品分为两类：一类精神药品包括布桂嗪、司可巴比妥、复方樟脑酊等；二类精神药品包括巴比妥类（除司可巴比妥外）、苯二氮䓬类、氨酚待因等。一类药较二类药更易产生依赖性，对人体的危害程度更大。

（3）*毒性药品* 毒性药品是指毒性剧烈、治疗剂量与中毒剂量相近、使用不当会致人中毒或死亡的药品。如洋地黄毒苷、阿托品、水杨酸毒扁豆碱等。

（4）*放射药品* 放射药品是指用于临床诊断或者治疗的放射性核素制剂或者其标记药物。如 ^{131}I。放射药品可放射出射线，具有较强的穿透力，通过人体时可对人体产生电离作用，对人体产生放射性损害。其生产、检验、使用应严格按《药品管理法》等有关规定办理。

二、药品的产品批号、生产日期、有效期和失效期

（一）产品批号

产品批号是用于识别某一批产品的一组数字或数字加字母，如 20160215、200507AD 等，需要注意这组数字与该产品的生产日期没有直接联系，从批号上不能确定生产日期。

（二）生产日期

生产日期是指某种药品完成所有生产工序的最后日期，是药厂按照各批药品生产的年、月、日进行编排的号码。一般用 8 位数字表示，前两位代表年，中间两位代表

月，后两位代表日，如某药的生产日期为 2019 年 8 月 15 日，则该药的生产日期标注为 20190815。

（三）有效期

有效期是指在一定贮存条件下能够保证药品安全使用的期限。如某药品标明有效期为 2021 年 3 月，即表示该药可以使用至 2021 年 3 月 31 日。有的药物只标明有效期为二年，则可根据该药品的生产日期推算出其有效期限，如某药品的生产日期标注为 20170618，则说明该药品可使用至 2019 年 6 月 17 日。

（四）失效期

失效期是指药品在规定的贮存条件下其质量开始下降，达不到原质量标准要求的时间期限，可以使用到所标注月份的前 1 个月的最后 1 日。如某药品已标明其失效期为 2020 年 11 月，即表示该药只能用到 2020 年 10 月 31 日，11 月 1 日起开始失效。

第二节　处方知识

药物处方是由注册的执业医师和执业助理医师（简称医师）在诊疗活动中为患者开具并作为用药凭证的医疗文书，由取得药学专业技术职务任职资格的药学专业技术人员（简称药师）审核、调配、核对。处方权限包括医师处方权和药师调剂权。

一、处方结构

处方由处方前记、处方正文和处方后记三部分组成（图 1–3–2–1）。

（一）处方前记

包括医疗机构名称、就诊科室、门诊或住院病历号、处方编号、患者姓名、性别、年龄、开具日期等。

麻醉药品和第一类精神药品处方还应当包括患者身份证编号，或代办人姓名及身份证编号。

（二）处方正文

以 Rp 或 R（拉丁文 Recipe“请取”的缩写）标示，分列药品名称、剂型、规格、数量、用法用量。药名必须使用通用名。

（三）处方后记

包括医师签名或者加盖专用签章、药品金额，以及审核、调配、核对、发药药师签名或者加盖专用签章。

（四）处方笺颜色与类别

1. 普通处方笺和中药饮片处方笺

白色。

2. 急诊处方笺

淡黄色（右上角标注“急诊”）。

3. 儿科处方笺

淡绿色（右上角标注“儿科”）。

4. 麻醉药品、第一类精神药品处方笺

淡红色（右上角标注“麻、精一”）。

5. 第二类精神药品处方笺

白色（右上角标注“精二”）。

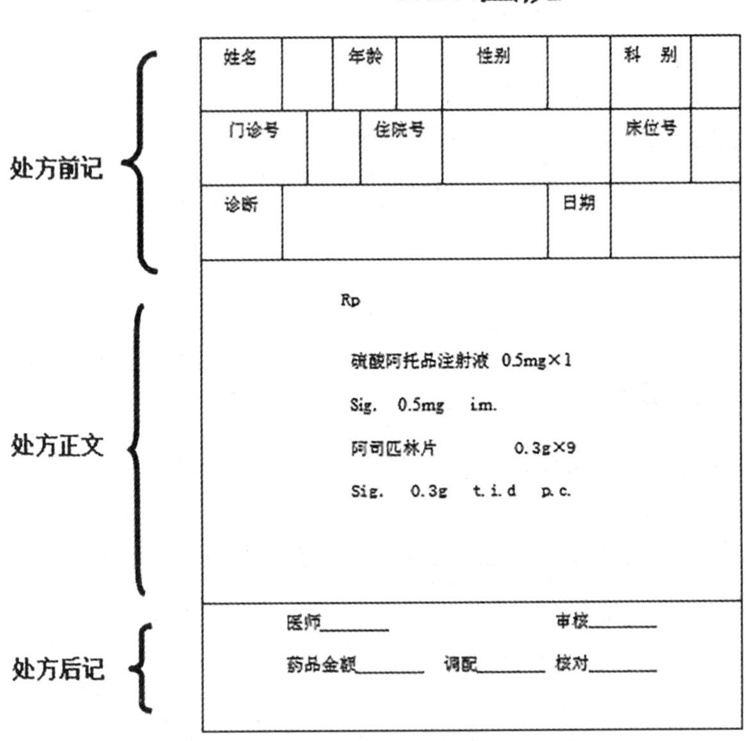

图 1-3-2-1 处方结构

二、处方书写

《处方管理办法》第六条规定，处方书写应当符合下列规则及注意事项，现介绍如下。

（一）处方书写规则

1. 处方范围

每张处方限于一名患者的用药。

2. 处方字迹

处方要字迹清楚，不得涂改，如需修改，医师应当在修改处签名及注明修改日期。开具处方用笔应为钢笔、毛笔或不褪色的圆珠笔，能在 3 年内保持字迹完整清晰；但不得用红笔或铅笔书写。

3. 患者情况

患者一般情况、临床诊断填写清晰、完整，并与病历记载相一致。

4. 日期

患者年龄应当填写实足年龄，新生儿、婴幼儿写日、月龄，必要时要注明体重。

5. 药品名称

药品名称应当使用规范的中文名称书写，没有中文名称的可以使用规范的英文名称书写，医疗机构或者医师、药师不得自行编制药品缩写名称或者使用代号。

6. 中西药处方

西药和中成药可以分别开具处方，也可以开具在同一张处方上，但每一种药品应当另起一行，且每张处方不得超过 5 种药品。中药饮片应当单独开具处方。

7. 中药饮片处方

中药饮片处方的书写，一般应当按照“君、臣、佐、使”的顺序排列；调剂、煎煮的特殊要求注明在药品右上方，并加括号，如布包、先煎、后下等；对饮片的产地、炮制有特殊要求的，应当在药品名称之前写明。

8. 药品用法用量

药品应当按照药品说明书规定的常规用法、用量使用，特殊情况需要超剂量使用时，应当注明原因并再次签名。药品用法可用规范的中文、英文、拉丁文或者缩写体书写，但不得使用“遵医嘱”“自用”等含糊不清字句，不能产生歧义。处方中开具的药物总量一般以 3 日为宜，7 日为限，慢性病或特殊情况可适当增加。麻醉药品和毒性药品不得超过 1 日量，一类精神药品每处方不超过 3 日常用量，二类精神药品每处方不超过 7 日常用量。

9. 临床诊断

除特殊情况外，一般应当注明临床诊断。

10. 处方完毕

开具处方后的空白处画一斜线以示处方完毕。处方只限当日有效，过期需经医师更改日期并签字方能生效。

11. 签章及备案

处方医师的签名式样和专用签章应当与院内药学部门留样备查的式样相一致，不得任意改动，否则应当重新登记留样备案。

（二）药品剂量与数量

药品剂量与数量用阿拉伯数字书写，剂量应使用法定剂量单位。

1. 重量单位

克（g）、毫克（mg）、微克（μg）、纳克（ng）。

2. 容量单位

升（L）、毫升（mL）。

3. 效价单位

国际单位（IU）、单位（U）。

4. 不同药品剂型单位

溶液剂以支、瓶为单位；软膏及乳膏剂以支、盒为单位；注射剂以支、瓶为单位，应当注明含量；中药饮片以克（g）为单位；片剂、丸剂、胶囊剂、颗粒剂分别以片、丸、粒、袋为单位。

（三）处方常用缩写词

表 1–3–2–1　药物剂型

中文	英文	缩写	英文	缩写	中文
溶液	Solution	Sol	胶囊剂	Capsule	Caps
溶液剂	Liquor	Liq	栓剂	Suppository	Supp
合剂	Mixture	Mixt	软膏	Unguent	Ung
注射剂	Injection	Inj	眼膏	Oculentum	Ocul
糖浆剂	Syrup	Syr	煎剂	Decoction	Dec
片剂	Tablet	Tab	颗粒剂	Granule	Gran
安瓿剂	Amplue	Amp	喷雾剂	Nebula	Neb

表 1–3–2–2　给药时间

中文	缩写	中文	缩写	中文	缩写
每日 1 次	q.d	每 6 小时 1 次	q.6h	饭前	a.c
每日 2 次	b.i.d	每晨	q.m	饭后	p.c
每日 3 次	t.i.d	每晚	q.n	空腹	a.j
每日 4 次	q.i.d	睡前	h.s	必要时	p.r.n
隔日 1 次	q.o.d	上午	a.m	需要时	s.o.s
每两日 1 次	q.2d	下午	p.m	立即	s.t!

表 1-3-2-3　给药方法

中文	缩写	中文	缩写	中文	缩写
各	aa	用法	Sig，S	内服	us.int
加至	ad	口服	p.o	外用	us.ext
适量	q.s	皮下注射	i.h	滴	gtt
复方的	co	肌内注射	i.m	双眼	o.u
取	Rp，R	静脉注射	i.v	左眼	o.l
急速地	cito!	静脉滴注	i.v^{gtt}	右眼	o.d

第四章　药理学总论实验

第一节　剂量对药物作用的影响

【实验目的】

1. 观察不同给药剂量与药物应效的关系。
2. 掌握小白鼠的捉拿法和腹腔注射法。

【实验原理】

同一药物在不同剂量时对机体的作用存在着差异。

【实验动物】

小白鼠。

【实验条件】

1. 药品

尼可刹米（1%、3%、6%）溶液。

2. 器材

电子秤、鼠笼或烧杯（1000mL）、注射器（1mL）、针头（4 号）。

【实验方法】

取小白鼠 3 只，称重、标记，观察并记录正常活动情况。1、2、3 号小白鼠分别腹腔注射 1%、3%、6% 尼可刹米 0.lmL/10g。给药后，将小鼠放置于鼠笼或烧杯中，观察活动情况的变化，如呼吸频率、是否惊厥或死亡等。

【实验结果】

见表 1–4–1–1。

表 1–4–1–1　剂量对药物作用的影响实验结果

编号	体重 /g	给药剂量	给药前活动情况	给药后反应			
				活动情况	呼吸频率	惊厥	死亡
1							
2							
3							

【注意事项】

1. 正确捉拿小白鼠，避免被鼠咬伤。在小白鼠下腹部进行腹腔注射，进针切勿过深，避免损伤内脏。

2. 小白鼠呼吸频率的观察：可通过观察胸部两侧被毛活动情况得知呼吸频率。

3. 小白鼠惊厥判断标准：洗脸，停在原地不动 10 秒以上，竖尾，跳跃，倒地，四肢抽搐，甚至死亡。

【思考题】

1. 药物的治疗量、极量、安全范围有何意义？

2. 三鼠的反应有何不同？为什么？

第二节　给药途径对药物作用的影响

一、尼可刹米不同给药途径作用的比较

【实验目的】

1. 观察不同给药途径对药物作用快慢和强弱的影响。

2. 掌握小白鼠的捉拿法、灌胃法、皮下和腹腔注射法。

【实验原理】

给药途径不同，药物作用的快慢、强弱也不同。

【实验动物】

小白鼠。

【实验条件】

1. 药品

2% 尼可刹米溶液。

2. 器材

电子秤、烧杯（1000mL）、注射器（1mL）、针头（4 号）、小鼠灌胃器。

【实验方法】

取性别相同、体重相近的小白鼠 3 只，称重、标记，观察并记录正常活动情况。分别对 1、2、3 号小白鼠采取灌胃、皮下注射、腹腔注射给药，均按 0.2mL/10g 给予 2% 尼可刹米，记录给药时间。观察小白鼠反应，记录动物从给药到首次出现惊厥的时间（药物作用的潜伏期）。

【实验结果】

见表 1–4–2–1。

表 1–4–2–1　给药途径对尼可刹米作用的影响的实验结果

编号	给药途径	给药前活动情况	给药后反应			
			活动情况	呼吸频率	惊厥潜伏期	惊厥
1	灌胃					
2	皮下注射					
3	腹腔注射					

【注意事项】

掌握正确的灌胃操作技术，不要误入气管或插破食管，前者可致窒息，后者可出现如同腹腔注射的吸收症状，重则死亡。

【思考题】

1. 临床用药时，同一药物采用不同给药途径，应用的剂量为什么也不同？
2. 三只小白鼠出现作用时间不同的原因是什么？

二、硫酸镁不同给药途径作用的比较

【实验目的】

1. 观察硫酸镁不同给药途径对药物作用的影响。

2. 掌握小白鼠的捉拿法、灌胃法和腹腔注射法。

【实验原理】

少数药物（如硫酸镁）给药途径不同，药物产生的药理作用也完全不同。

【实验动物】

小白鼠。

【实验条件】

1. 药品

10% 硫酸镁溶液。

2. 器材

电子秤、烧杯（1000mL）、注射器（1mL）、针头（4 号）、小鼠灌胃器。

【实验方法】

取体重相近的小白鼠 2 只，称重、标记，观察并记录正常活动、呼吸、大小便等情况。1、2 号小白鼠分别采用灌胃、腹腔注射方式给药，均按 0.2mL/10g 给予 10% 硫酸镁溶液。给药后观察、记录小鼠出现的症状，将结果填入下表。

【实验结果】

见表 1-4-2-2。

表 1-4-2-2 给药途径对硫酸镁作用的影响的实验结果

编号	给药途径	给药剂量	给药前活动情况	给药后反应
1	灌胃			
2	腹腔注射			

【注意事项】

注射硫酸镁速度要缓慢，注射后作用发生较快，需仔细观察。

【思考题】

不同给药途径，硫酸镁的药理作用各是什么？

第五章　传出神经系统药物实验

第一节　传出神经系统药物对瞳孔的作用

【实验目的】

1. 观察毛果芸香碱、托吡卡胺、毒扁豆碱、去氧肾上腺素对家兔瞳孔的影响，分析其作用机制，并联系临床用途。

2. 掌握家兔滴眼和测量瞳孔的方法。

【实验原理】

瞳孔舒缩受瞳孔括约肌和瞳孔开大肌的影响，瞳孔括约肌上分布有 M 受体，瞳孔开大肌上分布有 α_1 受体。毛果芸香碱激动 M 受体使瞳孔缩小，托吡卡胺阻断 M 受体使瞳孔扩大，毒扁豆碱抑制胆碱酯酶导致乙酰胆碱大量堆积而使瞳孔缩小，去氧肾上腺素直接激动 α_1 受体使瞳孔扩大。

【实验动物】

家兔。

【实验条件】

1. 药品

1% 毛果芸香碱溶液、0.5% 托吡卡胺溶液、0.5% 毒扁豆碱溶液、1% 去氧肾上腺素溶液。

2. 器材

兔固定器、剪刀、滴管、量瞳尺、手电筒。

【实验方法】

1. 取家兔 2 只，标记、编号，放入兔固定器内。剪去眼睫毛，在自然光下用量瞳尺分别测量两侧瞳孔直径（以 mm 计），用手电筒照射兔眼，观察瞳孔对光反射情况，并记录相应数据。

2. 按表 1–5–1–1 滴眼给药。滴眼时将家兔下眼睑拉成杯状，每只眼滴药 3 ～ 4 滴，滴眼同时用手指压住内眦部位，防止药液经鼻泪管流入鼻腔吸收。滴药后，将下眼睑与上眼睑合拢，使药液在结膜囊内停留约 1 分钟，眼球充分接触药液，然后放开任其自溢。

表 1–5–1–1　两只兔左右眼滴眼给药

编号	左眼	右眼
1	1% 毛果芸香碱溶液	0.5% 托吡卡胺溶液
2	0.5% 毒扁豆碱溶液	1% 去氧肾上腺素溶液

3.15 分钟后，在同样光线下，再分别测量两侧瞳孔大小，观察瞳孔对光反射情况并记录相应数据。

【实验结果】

见表 1–5–1–2。

表 1–5–1–2　传出神经系统药物对瞳孔作用实验结果

编号	眼睛	药物	给药前		给药后	
			瞳孔大小 /mm	对光反射	瞳孔大小 /mm	对光反射
1	左	毛果芸香碱				
	右	托吡卡胺				
2	左	毒扁豆碱				
	右	去氧肾上腺素				

【注意事项】

1. 测量瞳孔时不要刺激角膜，测量前后光线强度、角度和方向应一致，以免影响测量结果。

2. 左右两侧滴药量及药液在眼内停留时间应一致。

3. 滴药后须压住内眦部，以防药液经鼻泪管流入鼻腔。

4. 实验动物应为一周内没有用过任何眼药者。

【思考题】

1. 毛果芸香碱、托吡卡胺、毒扁豆碱、去氧肾上腺素对瞳孔的作用有何异同？其作用机制分别是什么？

2. 毛果芸香碱、托吡卡胺的临床用途及注意事项。

第二节　传出神经系统药物对血压的作用

【实验目的】

1. 观察传出神经系统药物对动物血压的影响，分析其作用机制，并联系临床用途。
2. 了解动脉插管测量动脉血压的实验方法。

【实验原理】

血压的形成和稳定取决于心脏、外周阻力和循环血量三个方面。正常情况下，受神经和体液的调节，人和动物的血压是相对稳定的。拟肾上腺素药、抗肾上腺素药可分别作用于心血管系统的 α 、β 受体，改变动物的心血管活动状况，从而影响其血压。

【实验动物】

家兔。

【实验条件】

1. 药品

3% 戊巴比妥钠溶液、5% 枸橼酸钠溶液（或 1% 肝素注射液）、生理盐水、0.1% 肾上腺素溶液、0.01% 去甲肾上腺素溶液、0.05% 异丙肾上腺素溶液、1% 酚妥拉明溶液、0.1% 普萘洛尔溶液。

2. 器材

电子秤、动物手术台、手术器械一套、气管套管、动脉套管、静脉套管、动脉夹、注射器（1mL）、针头（5 号）、橡皮管、滴定管、铁支架、螺旋架、弹簧夹、丝线、纱布、压力换能器、BL-420 生物功能实验系统。

【实验方法】

1. 麻醉

取家兔 1 只，称重，以 3% 戊巴比妥钠 1mL/kg 麻醉后将其仰卧位固定于手术台上，固定其四肢、门齿。

2. 手术

（1）气管插管　剪去颈部兔毛，在颈部正中做长 3 ～ 4cm 的皮肤切口，分离出气管。在气管上做一“T”形切口，插入气管套管，结扎固定，作呼吸通气用。

（2）动脉插管　于气管旁分离出颈总动脉，在其下穿 2 根线，一线结扎动脉远心端，另一线备以结扎动脉套管。用动脉夹在结扎线近心端夹住动脉血管，在动脉夹与结扎线之间将动脉剪一小口，沿向心方向插入与压力换能器连接好并已充满 5% 枸橼酸钠溶液（或 1% 肝素注射液）的动脉套管，用线结扎固定。检查后，打开三通管与压力换能器的联通，以备描记血压。

（3）静脉插管　任取一侧腹股沟，用手触及股动脉搏动处，剪去毛，沿血管走行方向切开长约 4cm 的皮肤，在股动脉旁分离出股静脉。在其下穿 2 根线，一线结扎静脉远心端，另一线备以结扎静脉套管。在结扎线近心端将静脉剪一小口，沿向心方向插入盛有生理盐水的静脉套管，结扎固定，用橡皮管将静脉套管与装有生理盐水的滴定管相连，以备给药和输液之用。

3. 连接及记录

将压力换能器连接于生物功能实验系统，调节好各项参数，描记一段正常血压曲线。

4. 给药

给药时，用注射器抽取适量下列药物，经静脉套管依次注入。每次给药后立即由滴定管注入生理盐水 2mL，将余物冲入血管内。观察该药引起的血压变化，待血压恢复到原水平或平稳以后，再给下一药物。

第一组：观察拟肾上腺素药对血压的影响。

（1）0.1% 肾上腺素溶液　　0.1mL/kg

（2）0.01% 去甲肾上腺素溶液　　0.1mL/kg

（3）0.05% 异丙肾上腺素溶液　　0.1mL/kg

第二组：观察 α 受体阻断药对拟肾上腺素药作用的影响。

（1）1% 酚妥拉明溶液　　1mL/kg

5 分钟后再分别给下列药物：

（2）0.1% 肾上腺素溶液　　0.1mL/kg

（3）0.01% 去甲肾上腺素溶液　　0.1mL/kg

（4）0.05% 异丙肾上腺素溶液　　0.1mL/kg

第三组：观察 β 受体阻断药对拟肾上腺素药作用的影响。

（1）0.1% 普萘洛尔溶液　　1mL/kg

5 分钟后再分别给下列药物

（2）0.1% 肾上腺素溶液　　0.1mL/kg

（3）0.01% 去甲肾上腺素溶液　　0.1mL/kg

（4）0.05% 异丙肾上腺素溶液　　0.1mL/kg

【实验结果】

第一组：观察拟肾上腺素药对血压的影响（表 1–5–2–1）。

表 1–5–2–1　拟肾上腺素药对血压的影响

编号	药物	剂量	血压 /mmHg	
			给药前	给药后
1	肾上腺素			
2	去甲肾上腺素			
3	异丙肾上腺素			

第二组：观察 α 受体阻断药对拟肾上腺素药作用的影响（表 1–5–2–2）。

表 1–5–2–2　α 受体阻断药对拟肾上腺素药作用的影响

编号	药物	剂量	血压 /mmHg	
			给药前	给药后
1	酚妥拉明			
5 分钟后再分别给下列药物：				
2	肾上腺素			
3	去甲肾上腺素			
4	异丙肾上腺素			

第三组：观察 β 受体阻断药对拟肾上腺素药作用的影响（表 1–5–2–3）。

表 1–5–2–3　β 受体阻断药对拟肾上腺素药作用的影响

编号	药物	剂量	血压 /mmHg	
			给药前	给药后
1	普萘洛尔			
5 分钟后再分别给下列药物：				
2	肾上腺素			
3	去甲肾上腺素			
4	异丙肾上腺素			

【注意事项】

1. 麻醉不要过量，实验过程中应注意动物的呼吸状态，防止呼吸抑制。
2. 药物应临用前新鲜配制，实验中应特别注意给药的先后顺序，且给药速度宜慢。
3. 压力换能器应和心脏置于同一水平。

【思考题】

1. 比较肾上腺素、去甲肾上腺素、异丙肾上腺素对血压的作用，并分析其作用原理。

2. 为什么要在动脉插管内灌注枸橼酸钠或肝素溶液？

第三节 有机磷酸酯类中毒及其解救

【实验目的】

1. 观察有机磷酸酯类中毒的症状。

2. 根据阿托品和碘解磷定的解救作用，分析、比较两种药物作用的特点及原理。

【实验原理】

有机磷酸酯类能抑制胆碱酯酶，导致乙酰胆碱大量堆积而引起中毒，出现M样症状和N样症状。阿托品阻断M受体，可对抗M样症状，但停药后中毒症状会再次出现；碘解磷定可使胆碱酯酶复活，恢复水解乙酰胆碱的能力，从根本上解除中毒，尤以对骨骼肌震颤的效果最佳。两药合用可提高解毒效果。

【实验动物】

家兔。

【实验条件】

1. 药品

5% 敌百虫溶液、0.5% 阿托品溶液、2.5% 碘解磷定溶液、75% 乙醇棉球。

2. 器材

电子秤、兔固定器、注射器、量瞳尺。

【实验方法】

1. 取家兔2只，称重、标记、编号。观察、测量并记录下列指标：活动情况、呼吸频率、瞳孔直径、唾液分泌、大小便及粪便形态、肌肉震颤及肌张力。

2. 将家兔固定于固定器中，分别经耳缘静脉注入5% 敌百虫溶液1.5～2.0mL/kg，注射后立即将家兔从固定器中取出，观察中毒表现（一般给药后10～15分钟出现中毒症状，如果没有出现，再追加1/3剂量，即0.5mL/kg），并详细记录上述各项指标的变化情况。

3. 当中毒症状明显（瞳孔缩小、唾液外流、呼吸困难、大小便失禁、骨骼肌震颤等）时，立即给 1 号兔耳缘静脉注射 0.5% 阿托品溶液 1.0mL/kg，2 号兔耳缘静脉注射 2.5% 碘解磷定溶液 2.0mL/kg。观察并记录中毒症状缓解、消失情况。

【实验结果】

见表 1–5–3–1。

表 1–5–3–1　有机磷酸酯类中毒及其解救实验结果

编号	用药情况	活动情况	瞳孔 /mm	呼吸 /min	唾液分泌	大小便	肌肉震颤
1	给药前						
	敌百虫						
	阿托品						
2	给药前						
	敌百虫						
	碘解磷定						

【注意事项】

1. 敌百虫溶液静脉注射对家兔刺激性大，给药时应注意将家兔固定好，缓慢给药，以免刺穿血管。

2. 注射时应从耳缘静脉的远心端开始进针，以备失败后再用。

3. 有机磷为有毒农药，实验中请注意自身防护，避免污染。

【思考题】

1. 有机磷酸酯类中毒的症状有哪些？为什么？

2. 有机磷酸酯类中毒后用阿托品和碘解磷定解救，两药各对哪些中毒症状有效？为什么？

3. 有机磷酸酯类中毒的抢救措施有哪些？

第六章　中枢神经系统药物实验

第一节　普鲁卡因与丁卡因表面麻醉作用的比较

【实验目的】

比较普鲁卡因与丁卡因表面麻醉作用的差异，分析其原因，并联系临床用途。

【实验原理】

不同局麻药的黏膜穿透力不同，普鲁卡因弱，丁卡因强，故表面麻醉效果存在差异。

【实验动物】

家兔。

【实验条件】

1. 药品

1% 普鲁卡因溶液、1% 丁卡因溶液。

2. 器材

兔固定器、剪刀、滴管。

【实验方法】

取家兔 1 只，用兔固定器固定。剪去睫毛，用兔须触及角膜，测试其眨眼反射。然后将家兔下眼睑拉成杯状，左右两侧分别滴入 1% 普鲁卡因溶液与 1% 丁卡因溶液各 3 ～ 4 滴，并用手指压住内眦部位，防止药液经鼻泪管流入鼻腔吸收。滴药后，将下眼睑与上眼睑合拢，使药液在结膜囊内停留约 1 分钟，与角膜充分接触，然后放开任其自溢。滴药后按下表定时测试两眼眨眼反射之有无或快慢，比较两眼有何差别。

【实验结果】

见表 1-6-1-1。

表 1-6-1-1 普鲁卡因与丁卡因表面麻醉作用比较实验结果

眼	药物	用药前眨眼反射	用药后眨眼反射			
			5min	10min	20min	30min
左	普鲁卡因					
右	丁卡因					

【注意事项】

1. 刺激角膜用的兔须，用药前后及左右两眼应使用同一根的同一端，刺激力度要基本一致，且兔须不可触及眼睑，以免影响实验结果。

2. 左右两侧滴药量及药液在眼内停留时间应一致。

3. 滴药后须压迫内眦，以防药液经鼻泪管流入鼻腔。

4. 实验动物应为一周内没有用过任何眼药者。

【思考题】

比较普鲁卡因与丁卡因的作用特点和临床用途。

第二节 地西泮的抗惊厥作用

【实验目的】

1. 观察地西泮的抗惊厥作用。

2. 学会识别小白鼠惊厥的指标。

【实验原理】

地西泮作用于 GABA 受体，增加 Cl^- 内流，使细胞膜超极化，降低中枢神经系统的兴奋性；还可减少兴奋性神经递质的释放，从而达到抗惊厥的效果。

【实验动物】

小白鼠。

【实验条件】

1. 药品

2.5% 尼可刹米溶液、0.5% 地西泮溶液、生理盐水。

2. 器材

电子秤、注射器（1mL）、针头（4 号）、大烧杯。

【实验方法】

1. 取小白鼠 2 只，称重、编号。

2. 1 号鼠腹腔注射 0.5% 地西泮溶液 0.1mL/10g，2 号鼠腹腔注射生理盐水 0.1mL/10g。

3. 10 分钟后，两鼠均腹腔注射 2.5% 尼可刹米溶液 0.2 ～ 0.3mL/10g，观察惊厥出现的速度和程度。

【实验结果】

见表 1–6–2–1。

表 1–6–2–1　地西泮抗惊厥作用实验结果

编号	药物	剂量 /mL	惊厥情况		
			发生时间 /s	持续时间 /s	结果
1	地西泮				
	尼可刹米				
2	生理盐水				
	尼可刹米				

【注意事项】

以小白鼠后肢强直作为判断惊厥的指标。

【思考题】

地西泮的作用特点及其作用机制。

第三节　氯丙嗪的降温作用

【实验目的】

1. 观察氯丙嗪的降温作用并掌握其降温特点。

2. 掌握小白鼠体温测定方法。

【实验原理】

氯丙嗪对下丘脑体温调节中枢具有很强的抑制作用，可使体温调节失灵，体温随着外界环境温度的变化而变化。

【实验动物】

小白鼠。

【实验条件】

1. 药品

0.08% 盐酸氯丙嗪溶液、生理盐水、液体石蜡。

2. 器材

电子秤、电子体温表、注射器（1mL）、针头（4 号）、大烧杯、冰箱。

【实验方法】

1. 取小白鼠 4 只，称重、标记。左手固定小白鼠，右手将涂有液体石蜡的肛表插入小白鼠肛门内 1.5～2cm，3 分钟后取出读数，每隔 2 分钟测 1 次，共测 3 次，取平均值作为小白鼠正常体温。

2.1 号、2 号鼠分别腹腔注射 0.08% 盐酸氯丙嗪溶液 0.1mL/10g；3 号、4 号鼠分别腹腔注射生理盐水 0.1mL/10g。

3. 将 1 号与 3 号两鼠置于冰箱中，2 号与 4 号两鼠置于室温下。分别于给药后 15 分钟、30 分钟和 45 分钟各测量肛温 3 次，取平均值作为用药后体温。

【实验结果】

见表 1–6–3–1。

表 1–6–3–1　氯丙嗪降温作用实验结果

编号	药物	条件	正常体温	用药后体温		
				15min	30min	45min
1	氯丙嗪	冰箱				
2	氯丙嗪	室温				
3	生理盐水	冰箱				
4	生理盐水	室温				

【注意事项】

1. 肛表在使用前必须甩至 35℃以下，并涂上液体石蜡。
2. 测肛温时肛表插入深度、放置时间前后要一致。
3. 尽量避免小白鼠过度骚动，以免影响体温的准确性。
4. 实验室温度可影响实验结果，应保证恒温，并在 35℃以下测定。

【思考题】

1. 氯丙嗪降温作用的特点、机制。
2. 氯丙嗪的临床用途。

第四节　哌替啶与延胡索镇痛作用的比较

【实验目的】

1. 观察、比较哌替啶与延胡索的镇痛作用。
2. 掌握扭体法镇痛实验方法。

【实验原理】

腹腔注射醋酸溶液导致小鼠疼痛，出现扭体反应。扭体反应是镇痛实验的一个重要指标，是指小鼠腹腔给予某些药物会引起一种刺激腹膜的持久性疼痛、间歇性发作的运动反应，常表现为腹部收缩内凹，腹前壁紧贴笼底，臀部歪扭，后肢伸张，呈特殊姿势。哌替啶与延胡索均有镇痛作用，但两者镇痛效力存在差异，可通过扭体反应进行观察。

【实验动物】

小白鼠。

【实验条件】

1. 药品

0.2% 哌替啶溶液、0.2% 延胡索溶液、0.6% 醋酸溶液、生理盐水。

2. 器材

电子秤、鼠笼、注射器（1mL）、针头。

【实验方法】

1. 小鼠 6 只随机分为三组（每组 2 只），称重、标记。观察每组动物的正常活动情况。

2. 三组小鼠均按 0.1mL/10g 皮下注射给药。1 组注射 0.2% 哌替啶溶液，2 组注射 0.2% 延胡索溶液，3 组注射生理盐水做对照。

3. 30 分钟后，三组小鼠均腹腔注射 0.6% 醋酸溶液 0.1mL/10g，观察记录 10 分钟内各组出现扭体反应的小鼠数。

4. 观察 20 分钟内扭体反应的次数，每次持续的时间，将各组实验结果记录于下表内。

【实验结果】

见表 1-6-4-1。

表 1-6-4-1　哌替啶与延胡索镇痛作用比较实验结果

组别	动物序号	药物	10 分钟内出现扭体反应次数	20 分钟内	
				扭体反应次数	扭体反应持续时间
1					
2					
3					

【注意事项】

1. 醋酸应临时配制，以免挥发，影响实验结果。

2. 扭体反应指标为腹部两侧内凹，腹壁下贴，躯体扭曲，后肢伸展，臀部抬高。扭体反应有上述任何一项即可认定为阳性。

3. 室温宜恒定于 20℃，过高过低均不容易发生扭体反应。

【思考题】

1. 比较哌替啶与延胡索的镇痛作用特点和机制。

2. 哌替啶与延胡索的临床用途有何不同。

第五节　阿司匹林的解热作用

【实验目的】

1. 观察阿司匹林对家兔的解热效果。

2. 掌握家兔的灌胃给药方法与肛温测定方法。

【实验原理】

松节油作为致热源可导致动物发热，阿司匹林具有解热作用，可使发热动物的体温恢复正常。

【实验动物】

家兔。

【实验条件】

1. 药品

松节油、10% 的阿司匹林羧甲基纤维素钠溶液、液体石蜡。

2. 器材

兔灌胃器、肛温表、注射器、针头。

【实验方法】

1. 取家兔 1 只，称重，测肛温。

2. 皮下注射松节油（1.5mL/kg）制成家兔发热模型，置室温下正常饮食。24 小时后测肛温，观察发热情况，当体温升高≥ 1℃时，为发热模型。

3. 将溶于羧甲基纤维素钠中的 10% 的阿司匹林（5mL/kg）灌胃。

4. 每隔 20 分钟测家兔肛温 1 次，至少测 3 次，直至家兔体温恢复正常。

【实验结果】

见表 1-6-5-1。

表 1-6-5-1　阿司匹林解热作用实验结果

正常体温	给松节油后体温	给阿司匹林后体温		
		20min	40min	60min

【注意事项】

1. 肛温表在用前须甩至 35℃以下，并涂上液体石蜡。测量时，每次肛温表插入的深度与测量时间要基本一致。

2. 应选用体温在 38.5 ～ 39.5℃的家兔。测量肛温前勿使动物乱动挣扎，以免升高体温，影响结果。

3. 该实验须分为两阶段完成。

【思考题】

1. 解热镇痛抗炎药的解热机制与特点是什么？

2. 比较阿司匹林与氯丙嗪的降温作用有何不同？

第六节　可待因的镇咳作用

【实验目的】

1. 观察可待因的镇咳作用，联系其临床用途。
2. 学习小鼠浓氨水引咳法。

【实验原理】

浓氨水能刺激小鼠呼吸道黏膜上皮的感受器，制成小鼠咳嗽模型。可待因可抑制延脑咳嗽中枢，阻断咳嗽反射弧，产生强大的镇咳作用。

【实验动物】

小鼠。

【实验条件】

1. 药品

0.2% 磷酸可待因溶液、浓氨水（27% ～ 29%）、生理盐水。

2. 器材

钟罩、电子秤、秒表、注射器（1mL）、普通镊子、棉球。

【实验方法】

取小鼠 2 只，称重、标号后放入倒置钟罩内，观察正常活动。甲鼠腹腔注射 0.2% 磷酸可待因溶液 0.2mL/10g，乙鼠腹腔注射生理盐水 0.2mL/10g 做对照。20 分钟后，分别置入浸有浓氨水的棉球，刺激引起咳嗽。观察并记录两鼠的咳嗽潜伏期及每分钟咳嗽次数。咳嗽 1 分钟后取出，以免因浓氨水中毒而死亡。

【实验结果】

见表 1–6–6–1。

表 1–6–6–1　可待因镇咳作用实验结果

动物	体重	药物及药量	咳嗽潜伏期 /s	咳嗽次数 /min
甲				
乙				

【注意事项】

1. 咳嗽潜伏期是指从吸入氨水开始至出现咳嗽的时间。
2. 小鼠咳嗽的表现：腹肌收缩，同时张大嘴、抬头，有时可听到咳声，须仔细观察。
3. 小鼠对氨水刺激引起的咳嗽敏感性差异很大，故需要分别测试。
4. 实验时应保持室内通风。

【思考题】

1. 可待因的镇咳机制是什么？
2. 可待因的临床用途及用药注意事项。

第七节　尼可刹米对呼吸抑制的解救作用

【实验目的】

1. 观察吗啡的呼吸抑制作用。
2. 观察尼可刹米对吗啡引起的呼吸抑制的解救作用，并联系其临床用途。

【实验原理】

尼可刹米治疗量可兴奋延髓呼吸中枢，临床常用于吗啡中毒等原因所致的呼吸抑制，但过量或反复给药可引起惊厥。

【实验动物】

家兔。

【实验条件】

1. 药品

1% 盐酸吗啡溶液、5% 尼可刹米溶液、液状石蜡。

2. 器材

台式自动平衡记录仪或生物信号采集处理系统、压力传感器、电子秤、兔固定箱、铁支架、双凹夹、鼻插管、注射器、针头、胶布。

【实验方法】

1. 取家兔 1 只，称重，放入兔固定箱内。将鼻导管一端与压力传感器、记录装置连接；另一端涂以液状石蜡后插入兔的一侧鼻孔，胶布固定。描记正常的呼吸曲线。

2. 由耳缘静脉注射 1% 盐酸吗啡溶液 1 ～ 2mL/kg，观察呼吸频率及幅度变化。待呼吸频率极度减慢、幅度显著降低时，立即由耳缘静脉缓慢注射 5% 尼可刹米 1 ～ 2mL/kg，至呼吸恢复正常为止。

3. 待呼吸抑制完全解除之后，拔去鼻导管，取出家兔。再以稍快的静脉注射速度追加尼可刹米 0.5mL，观察尼可刹米过量惊厥的表现（如不出现惊厥，可适当增加尼可刹米给药量）。

【实验结果】

见表 1–6–7–1。

表 1–6–7–1　尼可刹米对呼吸抑制的解救作用实验结果

给药情况	给药量	呼吸频率	呼吸幅度	惊厥药量
给药前				
注射吗啡后				
注射尼可刹米后				

【注意事项】

1. 吗啡的注射速度应根据呼吸情况调节，宜先快后慢。

2. 尼可刹米应事先预备好，当出现呼吸明显抑制时立即静脉注射，但注射速度不宜过快，否则容易引起惊厥。

【思考题】

1. 尼可刹米对抗呼吸抑制的机制是什么？

2. 尼可刹米的应用范围和应用原则。

第七章　内脏系统药物实验

第一节　硝酸甘油的扩张血管作用

【实验目的】

观察硝酸甘油对血管的扩张作用，了解其临床用途。

【实验原理】

硝酸酯类药物能舒张全身静脉和动脉，使心脏前、后负荷降低，心肌耗氧量减少；还能选择性舒张冠状动脉的输送血管和侧支血管，改善缺血区的血液供应，用于治疗心绞痛。因硝酸甘油脂溶性高，故本实验通过直接经皮肤用药，观察其对兔耳血管的扩张作用。

【实验动物】

家兔（以白色皮毛为佳）。

【实验条件】

1. 药品

硝酸甘油注射液、生理盐水。

2. 器材

兔固定器、注射器、棉签、手电筒、测量尺。

【实验方法】

1. 取家兔 1 只，放入兔固定器内。在手电筒光的透照下，用测量尺分别测定家兔两侧耳部某一选定血管（以较明显、粗大血管为好）的宽度。

2. 用注射器吸取硝酸甘油注射液，滴涂 2 ～ 3 滴在上述一侧选定血管周围，并用棉签均匀涂抹。2 分钟后用测量尺测定其宽度。

3. 用同样方法将生理盐水滴涂在另一侧选定血管周围，并用棉签均匀涂抹。2 分钟后用测量尺测定其宽度。

【实验结果】

见表 1–7–1–1。

表 1–7–1–1　硝酸甘油扩张血管作用实验结果

组别	用药前血管宽度 /mm	用药后血管宽度 /mm	血管扩张率 /%
硝酸甘油			
生理盐水			

$$\text{血管扩张率}=\frac{\text{用药后血管宽度}-\text{用药前血管宽度}}{\text{用药前血管宽度}}\times 100\%$$

【注意事项】

测定血管宽度时最好由同一人操作，以免误差太大。

【思考题】

1. 硝酸甘油在临床上有哪些用途？
2. 硝酸甘油为什么常常舌下给药？

第二节　强心苷对离体蛙心的强心作用

【实验目的】

1. 学习离体蛙心灌注技术。
2. 观察强心苷对离体蛙心的强心作用及其与钙离子的协同作用。

【实验原理】

强心苷是一类选择性作用于心脏的药物，具有正性肌力作用。强心苷类与心肌细胞膜上的 Na^+–K^+–ATP 酶结合后，使酶活性下降，使细胞内 Na^+ 增加，通过 Na^+–Ca^{2+} 交换，使细胞内 Ca^{2+} 增加，从而增强心肌的收缩力。

【实验动物】

青蛙。

【实验条件】

1. 药品

0.025% 毒毛花苷 K、任氏液、低钙任氏液、1% 氯化钙溶液。

2. 器材

BL-420 生物功能实验系统、张力传感器、探针、蛙板、蛙心夹、斯氏蛙心插管、铁架台、双凹夹、试管夹、手术器械、烧杯（5mL、50mL）、注射器（1mL）、吸管。

【实验方法】

1. 离体蛙心标本制备

（1）取青蛙 1 只，用探针破坏脑和脊髓，仰位固定于蛙板之上。剪开胸廓、心包膜暴露心脏，穿线结扎右主动脉，于左主动脉穿线备用。

（2）在左主动脉上剪一“V”形小口，将有任氏液的蛙心插管插入，并在心脏收缩时（主动脉瓣开放）通过主动脉球，转向左后方插入心室，见到插管内的液面随着心搏上下波动后，将松结扎紧并固定于套管小钩上。用滴管吸去套管内血液，换 2 ～ 3 次任氏液至洗净余血，以防止套管堵塞。

（3）剪断两根动脉，持套管提起心脏，从静脉窦以下把其余血管一起结扎，分离周围组织，在结扎处下剪断血管，使心脏离体。用任氏液连续换洗直至无血色，套管内保留 1.5mL 左右的任氏液。

2. 固定离体蛙心

将蛙心套管固定于铁架台，用系有长线的蛙心夹夹住心尖，线的另一端连接张力传感器，打开 BL-420 生物功能实验系统，适当调节张力，描记正常的心脏搏动曲线。

3. 给药并观察

待心脏活动稳定后，依次加入下列药物，注意观察心率、振幅、节律的变化。

（1）套管内换入等容积低钙任氏液，制作心功能不全的病理模型。

（2）当心肌收缩显著减弱时，向套管内滴加 0.025% 毒毛花苷 K0.1 ～ 0.2mL，并观察其正性肌力作用。

（3）作用明显时，再向插管内加入 1% 氯化钙 0.1mL。

（4）待作用稳定后，每隔 30 秒向插管内加 0.025% 毒毛花苷 K0.1mL，直至心脏停搏。

【实验结果】

见表 1-7-2-1。

表 1-7-2-1　强心苷对离体蛙心的强心作用实验结果

	任氏液	低钙任氏液	治疗量毒毛花苷 K	氯化钙	中毒量毒毛花苷 K
心搏振幅 /mm					
心率 /min					
心脏节律					

【注意事项】

1. 制备标本时，应小心插管，避免损伤心脏（包括静脉窦）。
2. 勿混用加药滴管，加药量根据反应敏感情况，应由小到大，加药后立即用滴管搅匀。
3. 随时滴加任氏液于心脏表面，以保持心肌细胞存活。

【思考题】

1. 强心苷增强心肌收缩力的机制是什么？
2. 强心苷有哪些临床用途？

第三节　利多卡因的抗心律失常作用

【实验目的】

1. 观察利多卡因对氯化钡诱发的心律失常的对抗作用。
2. 联系利多卡因的临床用途。

【实验原理】

氯化钡增加浦氏纤维 Na^+ 内向电流，提高舒张期去极化的速率，从而诱发异位节律。利多卡因通过阻滞心肌细胞膜 Na^+ 通道而产生抗心律失常作用。

【实验动物】

家兔。

【实验条件】

1. 药品
3% 戊巴比妥钠溶液、0.4% 氯化钡溶液、0.5% 利多卡因溶液。
2. 器材
心电图机、BL–420 生物功能实验系统、电子秤、兔手术台、注射器。

【实验方法】

1. 取家兔 1 只，称重，3% 戊巴比妥钠溶液 1mL/kg 静脉注射麻醉，仰位固定于手术台上。

2. 麻醉兔后将针形电极分别插入兔四肢前侧皮下，然后启动 BL–420 生物功能实验系统，信号输入心电通道，选择Ⅱ导联，调定显速为 25mm/s，增益为 1/4mV/cm，监视心电图变化，待稳定后给药。

3. 静脉注射氯化钡 4mg/kg，做好给药标记，记录心律变化，注意是否出现期前收缩或室性心动过速。

4. 当出现心律失常时，立即缓慢静脉注射 0.5% 利多卡因 5mg/kg，记录给药时间和心电图变化，观察心律失常有无改善。若 10 分钟内无明显改善，可再次缓慢静脉注射半量利多卡因。

【实验结果】

见表 1–7–3–1。

表 1–7–3–1　利多卡因抗心律失常作用实验结果

	心率 /min	心电图
给药前		
氯化钡		
利多卡因		

【注意事项】

1. 针形电极一定要插在皮下，针形电极按红（右上肢）—黄（左上肢）—绿（左下肢）—黑（右下肢）分别插入四肢皮下并与 1 通道连接。

2. 利多卡因浓度不得高于 0.5%，且应缓慢静脉注射，否则可引起利多卡因中毒，造成动物死亡。

3. 氯化钡诱发心律失常为低钾所致双相性心动过速、室性期前收缩，持续约 15 分钟。

【思考题】

1. 利多卡因抗心律失常的机制是什么？
2. 利多卡因在临床上有哪些用途？

第四节　呋塞米的利尿作用

【实验目的】

1. 观察呋塞米的利尿作用。
2. 初步掌握外科手术尿管的插法。

【实验原理】

呋塞米是高效利尿药，可抑制肾小管髓袢升支粗段 Na^+–K^+–$2Cl^-$ 共转运体，增高肾

小管液中 Na^+、K^+、Cl^- 浓度，降低肾脏的稀释功能；同时髓质间液高渗状态下降，使肾脏的浓缩功能也下降，导致排出大量近似等渗的尿液。

【实验动物】

家兔（体重 2 ～ 3kg）。

【实验条件】

1. 药品

1% 呋塞米注射液、生理盐水。

2. 器材

兔手术台、电子秤、开口器、导尿管、注射器、胶布、量筒、烧杯。

【实验方法】

1. 每组取体重相近的健康雄性家兔 2 只，称重并做好标记。用温水按 30mL/kg 灌胃后，仰位固定于兔手术台上。

2. 先将导尿管用液体石蜡润湿，自尿道口轻轻插入，当导尿管进入膀胱后，可见尿液滴出。将导尿管固定，轻压腹部使膀胱内积存的尿液全部排出。分别收集两只家兔用药前 30 分钟内的尿液。然后，甲兔经耳缘静脉注射生理盐水 0.5mL/kg，乙兔经耳缘静脉注射呋塞米 0.5mL/kg，收集用药后 30 分钟的尿液。

【实验结果】

见表 1-7-4-1。

表 1-7-4-1　呋塞米的利尿作用实验结果

家兔	药物	剂量	尿量 /mL		尿量增加百分率 /%
			给药前	给药后	
甲					
乙					

【注意事项】

家兔在实验前 24 小时应供给充足的饮水量或用青饲料喂养。

【思考题】

1. 呋塞米的利尿作用机制、利尿特点是什么？
2. 呋塞米的临床用途及不良反应有哪些？

第五节　硫酸镁中毒的解救

【实验目的】

1. 观察镁盐的急性中毒反应及钙剂的解救作用。

2. 掌握家兔注射给药方法。

【实验原理】

大剂量的硫酸镁通过拮抗 Ca^{2+} 起到阻断神经肌肉接头作用，从而使兴奋的传递受阻，肌肉松弛麻痹。

【实验动物】

家兔。

【实验条件】

1. 药品

25% 硫酸镁溶液、5% 氯化钙溶液。

2. 器材

电子秤、注射器（5mL、10mL）、针头（5 号）、乙醇棉球。

【实验方法】

1. 取家兔 1 只，称重，观察正常活动及肌张力情况。

2. 由耳缘静脉快速注射 25% 硫酸镁溶液 2.0mL/kg，观察家兔活动情况的变化。

3. 当家兔出现行走困难、肌肉松弛无力、低头卧倒时，立即由耳静脉缓慢注射 5% 氯化钙溶液 4 ～ 8mL，观察家兔活动情况的变化。

【实验结果】

见表 1–7–5–1。

表 1–7–5–1　硫酸镁中毒的解救实验结果

动物	体重 /kg	用药前		注射硫酸镁后		注射氯化钙后	
		活动情况	肌张力	活动情况	肌张力	活动情况	肌张力
家兔							

【注意事项】

1. 由于 Mg^{2+} 具有中枢作用，耳缘静脉注射硫酸镁不易掌控，也可改为肌内注射25% 硫酸镁溶液 2.5mL/kg，5 ～ 30 分钟后，可缓慢出现中毒现象。

2. 也可使用其他钙剂，如葡萄糖酸钙等。

【思考题】

1. 解救过程中，如果使用钙剂过量会导致什么样的后果？

2. 如果钙剂过量中毒，可以用硫酸镁解救吗？为什么？

第六节　肝素的抗凝作用

【实验目的】

1. 观察并比较肝素、双香豆素、枸橼酸钠的抗凝作用特点。

2. 掌握肝素的药理作用，学会使用肝素的抗凝作用。

【实验原理】

肝素在体内、体外均具有强大的抗凝作用，能通过激活抗凝血酶Ⅲ来发挥作用；口服给药无效，须注射给药。双香豆素为口服的体内抗凝药，其结构与维生素 K 相似，能在肝脏中竞争性抑制维生素 K，从而起到抗凝血的作用。枸橼酸钠为体外抗凝药，能与血液中的 Ca^{2+} 形成难解离的可溶性络合物，使血中 Ca^{2+} 浓度降低，从而起到抗凝作用；由于大剂量注射可干扰体内 Ca^{2+} 浓度，故不用于体内抗凝。

【实验动物】

小鼠（约 20g）、家兔。

【实验条件】

1. 药品

0.2% 肝素钠溶液、0.1% 双香豆素溶液、生理盐水、0.25% 肝素钠溶液、3.8% 枸橼酸钠溶液、0.1% 氯化钠溶液。

2. 器材

电子秤、1mL 注射器、5 号针头、烧杯、棉球、75% 乙醇、小鼠灌胃器、毛细玻璃管（1mm 内径）、试管、1mL 吸管。

【实验方法】

1. 体内抗凝实验

（1）取小鼠 3 只，标记、称重。

（2）给药：甲鼠腹腔注射 0.2% 肝素钠溶液 0.5mL，乙鼠腹腔注射生理盐水 0.5mL 做对照，丙鼠于实验前 3 天以 0.1% 双香豆素溶液 0.5mL/10g 灌胃，实验时腹腔可注射等量生理盐水（甲乙鼠也可在实验前 3 天灌胃等量生理盐水）。

（3）取血并记录凝血时间：给药后 20 分钟分别以毛细玻璃管眼眶取血，3 分钟后，折断毛细玻璃管一小段，以后每隔 30 秒折断一次，当折断时看到有黏丝状物出现，即表示血液凝固，分别记录凝血时间。

2. 体外抗凝实验

（1）取清洁干燥试管 4 支，编号。

（2）分别在①号试管加入 0.25% 肝素钠溶液；②号试管加入 0.1% 双香豆素溶液；③号试管加入 3.8% 枸橼酸钠溶液；④号试管加入生理盐水，各 0.25mL。

（3）从家兔耳缘静脉抽取血液，每试管 0.5 ～ 1mL，使其充分混合。

（4）每隔 30 秒倾倒一次，观察各个试管内血液变化。

（5）记录各个试管凝血时间。

【实验结果】

1. 体内抗凝实验（表 1–7–6–1）

表 1–7–6–1　肝素体内抗凝实验结果

编号	药物	体内抗凝	
		血液变化	凝血时间
甲鼠	肝素钠溶液		
乙鼠	生理盐水		
丙鼠	双香豆素溶液		

2. 体外抗凝实验（表 1–7–6–2）

表 1–7–6–2　肝素体外抗凝实验结果

药物	试管号	体外抗凝	
		血液变化	凝血时间
肝素钠溶液	①号试管		
双香豆素溶液	②号试管		
枸橼酸钠溶液	③号试管		
生理盐水	④号试管		

【注意事项】

1. 眼眶采血难度较大，注意固定小鼠头部的手指，以免被咬伤。
2. 向试管中加入血液或药液时，勿滴落到试管壁上。

第七节　缩宫素对离体子宫的兴奋作用

【实验目的】

1. 观察缩宫素对离体子宫的兴奋作用。
2. 学习离体子宫平滑肌运动的描记方法。

【实验原理】

缩宫素能兴奋子宫平滑肌，不同剂量的缩宫素对子宫产生的兴奋作用及其作用特点不同。

【实验动物】

家兔。

【实验条件】

1. 药品

缩宫素（0.02U/mL、0.2U/mL、2U/mL）、乐氏液。

2. 器材

BL–420 生物功能实验系统、手术器械、数显恒温肌槽、滴管、温度计、玻璃皿、手术剪、镊子、平皿、针、线、烧杯、“Z”形管。

【实验方法】

1. 空气栓塞法处死家兔，剖腹取出子宫，立即置于盛有乐氏液的玻璃皿中，取出一条子宫角，两端分别用线结扎，备用。

2. 将家兔子宫一端系于“Z”形管的弯钩上，并放入数显恒温肌槽，另一端与 BL–420 生物功能实验系统换能器上的小钩相连，缓慢通入空气。

3. 在 BL–420 生物功能实验系统中依次选择“实验项目”→“消化实验”→“消化道平滑肌生理特性”。

4. 记录子宫正常收缩曲线 5 分钟。

5. 加入 0.02U/mL 缩宫素 0.2mL，待作用明显后，描记子宫收缩曲线，记录后用乐氏液冲洗 3 遍。

6. 分别加入 0.2U/mL 与 2U/mL 缩宫素 0.2mL 进行实验，实验方法同上。

【实验结果】

见表 1–7–7–1。

表 1–7–7–1　缩宫素对离体子宫的兴奋作用实验结果

子宫收缩力	用药前	使用缩宫素后		
		0.02U/mL	0.2U/mL	2U/mL
张力				
强度				
频率 //10min				
子宫活动力				

【注意事项】

1. 把子宫一角取出及固定时不要损伤或过度牵拉子宫。
2. 严格按照实验指导的给药顺序给药。

【思考题】

缩宫素对子宫作用的特点是什么？

第八章　激素类药物实验

第一节　地塞米松与秦艽抗炎作用的比较

【实验目的】

1. 观察地塞米松和秦艽的抗炎作用。
2. 学习苦味酸标记的方法。

【实验原理】

以鸡蛋清异种蛋白质注入大鼠后跖内，可引起急性炎症，使局部组织肿胀。通过测量实验前、后大鼠后跖和踝关节的周长变化来观察中药秦艽和西药地塞米松的抗炎作用。

【实验动物】

大鼠。

【实验条件】

1. 药品

生理盐水、秦艽水煎醇沉液（1g/mL）、地塞米松注射液（5mg/mL）、10% 蛋清溶液、苦味酸溶液。

2. 器材

电子秤、鼠笼、软塑料尺、注射器、剪刀。

【实验方法】

取体重 150 ～ 200g 大鼠 3 只，称重，用苦味酸溶液标记。将大鼠右后肢拉直，用软塑料尺分别量取足跖或踝关节的周长，连测两次，取平均值作为用药前的周长。给动物分别腹腔注射以下药物：甲鼠给生理盐水，乙鼠给地塞米松注射液，丙鼠给秦艽水煎醇沉液，甲鼠和丙鼠的剂量均为 0.6 ～ 0.8mL/100g，乙鼠的剂量为每只 1mL。30 分钟后在每鼠右后肢足掌远端进针至踝关节附近，皮下注射 10% 蛋清溶液 0.1mL。之后于 0.5 小时、1 小时、1.5 小时和 2 小时分别测量大鼠足跖或踝关节的周长。

【实验结果】

见表 1–8–1–1。

表 1–8–1–1　地塞米松与秦艽抗炎作用的比较实验结果

组别	剂 量	右足跖周长 /cm				
		致炎前	致炎后			
			0.5h	1h	1.5h	2h
生理盐水						
地塞米松						
秦艽						

【注意事项】

1. 用软尺量关节周长，应由专人来操作。
2. 测量足跖或踝关节周长时，每次均必须在同一位置上。
3. 软塑料尺要求无伸缩性。

【思考题】

1. 简述糖皮质激素的抗炎作用特点及其机制。
2. 比较秦艽和地塞米松的抗炎作用有何不同？

第二节　胰岛素的低血糖反应及其解救

【实验目的】

观察胰岛素引起的低血糖反应及其解救。

【实验原理】

胰岛素具有降低血糖的作用，但胰岛素过量可以引起低血糖反应，甚至死亡。

【实验动物】

家兔。

【实验条件】

1. 药品

普通胰岛素（40U/mL）、25% 葡萄糖溶液、生理盐水。

2. 器材

注射器（5mL、10mL）、针头（5 号）。

【实验方法】

取禁食 12 小时（不禁水）家兔 1 只，称重后观察正常活动。耳缘静脉注射胰岛素 1mL/kg，记录时间，观察家兔行为活动变化情况。在注射胰岛素约 1 小时后，当家兔出现低血糖反应时（站立不稳、肢体颤抖、惊厥、抽搐或昏迷），迅速由耳缘静脉注射 25% 葡萄糖 4mL/kg，继续观察家兔行为活动，并记录缓解时间。

【实验结果】

见表 1-8-2-1。

表 1-8-2-1　胰岛素的低血糖反应及其解救实验结果

	一般活动情况	姿势及肌张力	惊厥及昏迷情况	出现及缓解时间
给药前				
胰岛素				
葡萄糖				

【注意事项】

观察指标说明：低血糖反应以躺倒和抽搐的出现为给予急救的指征。

【思考题】

胰岛素过量会引起什么不良反应？如何抢救？

第三节　糖皮质激素对毛细血管通透性的影响

【实验目的】

1. 练习家兔的静脉注射法。
2. 观察糖皮质激素对血管通透性的影响。

【实验原理】

化学刺激物可以导致动物黏膜产生急性炎症反应，引起局部血管扩张，组织通透性增强，表现为组织出血与水肿等炎症反应。糖皮质激素（可的松）对多种原因所致的炎症反应均有快速而强大的抑制作用，对炎症早期可抑制毛细血管扩张、收缩局部血管，降低毛细血管的通透性，减轻局部渗出与水肿，又抑制白细胞的浸润和吞噬，可以改善炎症早期的红、肿、热、痛等。在炎症后期可抑制毛细血管和成纤维细胞的增生和肉芽组织的形成，减轻组织粘连、抑制疤痕的形成，减轻后遗症。

【实验动物】

家兔。

【实验条件】

1. 药品

2.5% 可的松溶液、25% 松节油溶液。

2. 器材

电子秤、兔固定器、5mL 注射器。

【实验方法】

取家兔 2 只，分别称重、编号，观察其眼睑结膜和球结膜的正常情况（注意血管粗细、色泽、有无水肿等）。其中甲兔由耳缘静脉注射 2.5% 可的松注射液 1mL/kg，乙兔不给药物，做空白对照。1 小时后，用 25% 松节油 0.2mL，分别滴入两兔右眼内，观察两兔双侧眼睑结膜和球结膜，每 5 分钟观察 1 次，直至观察到 15 分钟左右，比较两兔眼结膜炎症程度有何不同并记录。

【实验结果】

见表 1-8-3-1。

表 1-8-3-1　糖皮质激素对毛细血管通透性的影响实验结果

编号		药物和用法		眼睑结膜变化情况	
		2.5% 可的松注射液	25% 松节油	用药前	用药后
甲	左	1mL/kg 静脉注射	—		
	右		0.2mL 滴眼		
乙	左	—	—		
	右		0.2mL 滴眼		

【注意事项】

1. 用药前后观察家兔眼结膜时要注意在同一光线下。
2. 甲乙兔眼部给药剂量和停留时间要一致。

【思考题】

1. 甲乙兔用药后眼结膜有何不同，为什么?
2. 简述糖皮质激素的抗炎作用在临床上的用途。

第九章　化学治疗药物实验

第一节　青霉素的抑菌实验

【实验目的】

1. 肉汤稀释法观察青霉素的抗菌作用。
2. 练习测定青霉素抗金黄色葡萄球菌的最低浓度。

【实验原理】

青霉素的药理作用是干扰细菌细胞壁的合成。青霉素的结构与细胞壁的成分黏肽结构中的 D- 丙氨酰 -D- 丙氨酸近似，可与后者竞争转肽酶，阻碍黏肽的形成，造成细胞壁的缺损，使细菌失去细胞壁的渗透屏障，对细菌起到杀灭作用，为窄谱抗生素，对革兰阳性菌具有较强的抗菌作用。抗菌效果随药物浓度不同差别较大，达不到足够浓度抗菌疗效差，且易耐药，影响药效延误病情，所以验证抗菌浓度至关重要。

【实验条件】

1. 药品

金黄色葡萄球菌肉汤培养基、普通肉汤培养基、青霉素 64U/mL 的普通肉汤培养基。

2. 器材

麦氏比浊管、1mL 刻度吸管（灭菌）和橡皮胶头。

【实验方法】

取 9 只麦氏比浊管编号，每支管中加入普通肉汤培养基 1mL，在 1 号管内加入含 64U/mL 青霉素肉汤培养基 1mL，混匀后吸取 1mL 到 2 号管，混匀，从 2 号管中再取 1mL 加至 3 号管，再吸取 1mL 加至 4 号管，以此操作直到 8 号管为止。9 号管不加含青霉素的肉汤培养基作为对照管。然后 1 ～ 9 号每只管中加入 0.1mL 含菌量相当于麦氏比浊管第 1 管 1.2 倍的金黄色葡萄球菌（相当于 1.5×10^9/mL）。将麦氏比浊管放入 35℃

的温箱中 16 ～ 18 小时，然后观察每只麦氏比浊管的浑浊情况，并将观察结果写于实验结果中。

【实验结果】

见表 1-9-1-1。

表 1-9-1-1　青霉素的抑菌实验结果

	1	2	3	4	5	6	7	8	9
试管浑浊情况									

【注意事项】

1. 操作要在无菌状态环境中，且操作人员手要戴无菌手套。
2. 在吸取药液时药量要准确，以免剂量不准带来误差。

【思考题】

青霉素使用时的注意事项有哪些？

第二节　注射用乳糖酸红霉素溶解性实验

【实验目的】

1. 观察生理盐水对乳糖酸红霉素溶解性的影响。
2. 练习注射液的配伍操作过程。

【实验原理】

乳糖酸红霉素为含有电荷的大分子药物，溶解在 0.9% 氯化钠的电解质注射液中可产生盐析作用，使乳糖酸红霉素溶解度降低而产生沉淀，在溶解前用少量的注射用水或 5% 葡萄糖注射液溶解稀释，然后加入生理盐水注射液中可避免盐析的沉淀现象。

【实验条件】

1. 药品

乳糖酸红霉素、生理盐水、5% 葡萄糖注射液、注射用水。

2. 器材

试管。

【实验方法】

取 3 支试管进行编号，首先分别加入乳糖酸红霉素 120mg。1 号试管中加入生理盐水 2mL，振摇 1 分钟，观察是否溶解，再加入 4mL 水，振摇，观察是否溶解。2 号试管中加入 5% 葡萄糖注射液 2mL，振摇 1 分钟，观察是否溶解，再加入 4mL 水，振摇，观察是否溶解。3 号试管中加入注射用水 2mL，振摇 1 分钟，观察是否溶解，再加入 4mL 生理盐水，振摇，观察是否溶解。

【实验结果】

见表 1–9–2–1。

表 1–9–2–1　注射用乳糖酸红霉素溶解性实验结果

	溶液	溶解情况
1	生理盐水	
	水	
2	5% 葡萄糖注射液	
	水	
3	注射用水	
	生理盐水	

【注意事项】

仔细观察每支试管中溶解有何区别。

【思考题】

所学药物中，有哪些药物对溶剂有特殊要求？

第三节　链霉素的毒性反应及其解救

【实验目的】

1. 观察链霉素的中毒反应。
2. 掌握链霉素中毒的抢救方法。

【实验原理】

链霉素具有类似箭毒阻滞乙酰胆碱和络合 Ca^{2+} 的作用，能引起神经肌肉阻滞，钙剂可拮抗此作用。

【实验动物】

家兔。

【实验条件】

1. 药品

25% 硫酸链霉素溶液、10% 葡萄糖酸钙溶液或 5% 氯化钙溶液、生理盐水。

2. 器材

电子秤、剪刀、注射器（10mL）、棉球。

【实验方法】

取家兔 2 只，称重、编号，观察并记录家兔的呼吸、翻正反射和四肢肌肉张力。两兔分别肌内注射硫酸链霉素 1.6mL/kg，给药后观察家兔的反应。当出现呼吸麻痹时，1 号兔耳缘静脉注射 10% 葡萄糖酸钙溶液 2.5mL/kg 或 5% 氯化钙溶液 1.6mL/kg，2 号兔耳缘静脉注射等量生理盐水作为对照，观察两兔反应的差别。

【实验结果】

见表 1-9-3-1。

表 1-9-3-1 链霉素的毒性反应及其解救实验结果

药物	1号			2号		
	呼吸	翻正反射	四肢肌肉张力	呼吸	翻正反射	四肢肌肉张力
链霉素						
葡萄糖酸钙或氯化钙						
生理盐水						

【注意事项】

家兔进行链霉素肌内注射后，一般在用药后 30 ～ 60 分钟出现反应，并逐渐加重，一旦出现明显中毒症状应立即抢救，否则可引起动物死亡。氯化钙溶液应缓慢静脉注射，避免导致家兔发生高钙惊厥。

【思考题】

1. 链霉素的不良反应有哪些？
2. 链霉素中毒应如何抢救？

第四节　溶液 pH 对磺胺类药物溶解度的影响

【实验目的】

1. 观察磺胺类药物在不同 pH 下的溶解现象。
2. 练习磺胺类药物溶解操作方法，掌握磺胺类药物对肾脏损害及处理措施。

【实验原理】

磺胺类药物在碱性环境中溶解度大，而在酸性条件下不易溶解，并析出结晶产生沉淀。本实验通过调整不同溶液 pH，观察对磺胺类药物溶解度的影响，加深理解磺胺类药物通过肾排泄时尿液 pH 与其不良反应的关系。

【实验条件】

1. 药品

1mol/L 醋酸溶液、磺胺嘧啶、1mol/L 氢氧化钠溶液。

2. 器材

试管、pH 试纸、滴管。

【实验方法】

1. 取清洁试管 1 支，加入磺胺嘧啶粉末 10mg，再加入蒸馏水 3mL，充分振摇，观察溶解情况。

2. 向试管内逐滴加入 1mol/L 氢氧化钠溶液，边滴边振摇，观察溶解情况。当试管内粉末完全溶解时，记录加入的氢氧化钠溶液滴数，并使用 pH 试纸测其 pH，记录于实验结果中。

3. 向试管内逐滴加入 1mol/L 醋酸溶液，随加随振摇，观察试管内溶液变化情况。当试管内有固体析出时，记录加入的醋酸滴数，并使用 pH 试纸测 pH，记录于实验结果中。

4. 继续向试管内逐滴加入 1mol/L 醋酸溶液，随加随振摇，至固体析出不再增多时，记录此时加入的醋酸滴数，并使用 pH 试纸测 pH，记录于实验结果。

【实验结果】

见表 1–9–4–1。

表 1–9–4–1　溶液 pH 对磺胺类药物溶解度的影响实验结果

	加氢氧化钠	第一次加醋酸	第二次加醋酸
溶液滴数			
pH			

【注意事项】

1. 可用同摩尔浓度的稀硝酸或稀硫酸替代醋酸，效果更好，但需注意实验安全。
2. 由于磺胺嘧啶易溶于稀盐酸，故不可用稀盐酸进行酸化实验。

【思考题】

若向溶有磺胺嘧啶的氢氧化钠溶液逐渐滴加稀盐酸至过量，将会观察到何种现象？

第二篇　常见病症用药指导

第一章　上呼吸道感染

一、概述

急性上呼吸道感染（简称上感）是发生在上呼吸道鼻、咽、喉部的急性感染，多数由病毒感染引起，如鼻病毒、腺病毒、柯萨奇病毒、副流感病毒、甲型流感病毒、呼吸道合胞病毒等，少部分由细菌感染引起。冬、春季较多见。传播途径有直接接触传播和呼吸道飞沫传播。

二、临床表现

起病较急，潜伏期 1 ～ 3 天，临床表现主要有鼻咽部卡他症状，如喷嚏、鼻塞、流清水样鼻涕、咽痛、声嘶、咳嗽等；全身症状有全身不适、轻度畏寒、头痛、可有发热或不发热、食欲下降、腹胀与便秘等。病程大多为 7 天。根据病因和病变范围不同，可分为普通感冒、急性病毒性咽喉炎、急性疱疹性咽峡炎、咽结膜热、细菌性咽炎及扁桃体炎等类型。

三、药物治疗

（一）对因治疗药物

1. 抗病毒药

抑制病毒合成核酸和蛋白质，并抑制病毒从细胞中释放。可以选用奥司他韦、金刚烷胺、吗啉胍、板蓝根等。

2. 抗生素

普通感冒一般不用，有明确细菌感染指征者，可以选用阿莫西林、头孢氨苄、阿奇霉素、左氧氟沙星等药物。

（二）对症治疗药物

1. 解热镇痛药

发热并伴有明显的头痛、咽痛、关节痛、肌肉痛或全身酸痛等症状，可选用对乙酰氨基酚、布洛芬等制剂。

2. 抗组胺药

具有抗过敏作用，可缓解上感初期的打喷嚏与流涕症状，常用药物是含有氯苯那敏或苯海拉明的制剂，如美扑伪麻片、酚麻美敏片、氨酚伪麻那敏片等。

3. 鼻黏膜减充血药

收缩感冒时肿胀的鼻黏膜血管，减轻鼻黏膜充血，主要用于缓解鼻塞症状。可选用含有盐酸伪麻黄碱的制剂，如美扑伪麻片、酚麻美敏胶囊等。

4. 镇咳药

伴有咳嗽时，可用右美沙芬、苯丙哌林、喷托维林等镇咳药，对于痰液较多且黏稠者，需要加用祛痰药，如羧甲司坦、乙酰半胱氨酸等。

四、用药注意事项

1. 目前无特效抗病毒药物，针对上感主要采取对症治疗措施，服药 3 天后如高热仍不退，应咨询医师或药师。一般根据症状选择一种复方制剂感冒药，禁止同时服用多种含有相同成分的抗感冒药，以免引起肝、肾损害。

2. 抗生素对病毒导致的感冒无作用，不可滥用。当并发细菌感染，如扁桃体炎、咽炎、支气管炎或肺炎时，应在医师与药师指导下选用相应敏感抗生素。

3. 2 岁及 2 岁以下婴幼儿不推荐服用感冒药，特别应避免选用含有抗过敏药的复方制剂。心脏病、高血压、甲亢、青光眼等患者，应慎用含有伪麻黄碱的感冒药。

4. 服用含有抗过敏药的复方制剂期间，不宜从事高空作业或驾车。服药期间禁止饮酒。

5. 发热患者应适当休息，多饮开水，进半流质食物。为避免并发症，应积极预防，及时治疗。同时应锻炼身体，增强体质，改善环境卫生，做好个人防护，避免发病诱因，如受凉、淋雨等。

第二章　支气管哮喘

一、概述

支气管哮喘，简称哮喘，是由多种细胞（如嗜酸性粒细胞、肥大细胞等）和细胞组分参与的气管慢性炎症疾患，与气管高反应性相关。病因包括环境因素、吸烟、病原微生物感染运动、肥胖、遗传等；其中，环境因素主要是多种特异或非特异性变应原，如尘螨、花粉、真菌、动物毛屑、鱼、虾、鸡蛋、牛奶等。

二、临床表现

1. 呼吸困难

阵发性哮喘大都起病急，发作时喘息、气急、胸闷，并可有窒息感，胸部似被重石所压，常迫使患者端坐呼吸，头向前俯，两肩耸起，两手撑膝上或桌上。

2. 咳嗽、咳痰

发病初期咳嗽较少，痰量不多。两三天后，咳嗽较多，痰量增加，痰色白，有泡沫，黏稠如胶，不易咳出，并含有水晶样的小颗粒，至发病终止前，痰液松动，或吐出黄痰后终止发作。

3. 胸痛

哮喘发作较重、时间较久者可有胸痛，可能与呼吸肌过度疲劳有关，当并发气胸时，可突然出现较明显的患侧胸痛。

4. 其他症状

部分患者，尤其是发作较重的儿童及青年，哮喘发作时呕吐，甚至大小便失禁，可能与自主神经功能失常有关；哮喘重度持续发作时，还可有头痛、头昏、焦虑、神志模糊、嗜睡与昏迷等；合并感染时可有发热。

三、药物治疗

（一）支气管舒张药

1. β_2受体激动剂

（1）短效 β_2受体激动剂　常用药物有沙丁胺醇、非诺特罗和特布他林等，吸入给药，通常在数分钟内起效，疗效可维持数小时，是缓解轻、中度急性哮喘发作的首选药物。这类药物应按需间歇使用，不宜长期、单一使用，也不宜过量应用，否则可引起骨骼肌震颤、低血钾、心律失常等不良反应。

（2）长效 β_2 受体激动剂　代表药物有沙美特罗和福莫特罗，不推荐长期单独使用。这类药物舒张支气管的作用可维持 12 小时以上，适用于哮喘（尤其是夜间哮喘和运动性哮喘）的预防和治疗。

2. 茶碱类

常用药物为茶碱缓释片和氨茶碱，能舒张支气管，并具有强心、利尿、扩张冠状动脉、兴奋呼吸中枢和呼吸肌等作用。口服用于预防支气管哮喘，静脉注射则用于哮喘急性发作。

3. 抗胆碱药

如溴化异丙托品、溴化氧托品和噻托溴铵等，吸入给药，其舒张支气管的作用比 β_2 受体激动剂弱，起效也较慢，但长期应用不易产生耐药，对老年人的疗效较好。本品与 β_2 受体激动剂联合应用具有协同、互补作用，尤其适用于夜间哮喘及多痰的患者。

（二）抗炎药

1. 糖皮质激素

（1）吸入给药　吸入激素的局部抗炎作用强，通过吸入给药，药物直接作用于呼吸道，所需剂量较小，全身性不良反应较少，常用的有倍氯米松、布地奈德、曲安奈德、氟替卡松等。常作为预防用药，即使无症状也应常规使用。

（2）气雾给药　布地奈德溶液经以压缩空气为动力的射流装置雾化吸入，对患者吸气配合的要求不高，起效较快，适用于轻、中度哮喘急性发作时的治疗。

（3）口服给药　适用于中度哮喘发作、慢性持续哮喘、大剂量吸入激素联合治疗无效的患者和作为静脉应用激素治疗后的序贯治疗。一般使用半衰期较短的激素，如泼尼松、泼尼松龙或甲泼尼龙等。对于激素依赖型哮喘，可采用每天或隔天清晨顿服给药的方式，以减少外源性激素对下丘脑－垂体－肾上腺轴的抑制作用。泼尼松的维持剂量最好每天≤ 10mg。

（4）静脉给药　严重急性哮喘发作时，应及时静脉给予氢化可的松或甲泼尼龙。无激素依赖倾向者，可在短期（3 ～ 5 日）内停药；有激素依赖倾向者应延长给药时间，哮喘症状控制后改为口服给药，并逐步减少激素用量。

2. 色甘酸钠

为肥大细胞膜稳定药，有抑制炎症介质释放的作用，对运动或过度通气引起的气管收缩有舒张作用。多采用粉雾吸入。

（三）白三烯受体拮抗剂

代表药物有孟鲁司特或扎鲁司特，本品可减轻哮喘症状、改善肺功能、减少哮喘的恶化。轻症哮喘患者可单独使用此类药物，但其作用不如吸入激素，中重度哮喘患者可将此类药物作为联合治疗中的一种药物。本品可减少中、重度哮喘患者每天吸入激素的剂量，并可提高吸入激素治疗的临床疗效。适用于12岁以上的儿童与成人。

（四）变应原特异性免疫疗法

通过皮下注射或舌下含服常见吸入变应原提取液，如尘螨、猫毛、豚草等，可减轻哮喘症状和降低气管高反应性，适用于变应原明确但难以避免的哮喘患者。有证据显示，该治疗方法适用于4岁以上的儿童与成人，可提高对变应原的耐受性，降低对变应原的敏感度，改善哮喘症状，降低过敏性鼻炎患者未来发生哮喘的危险性，减少未来新的变应原种类，在治疗停止10年内仍有长期效果。

四、用药注意事项

1. 正确使用定量雾化吸入器，如需应用多种吸入制剂应注意先后顺序，多是先吸入支气管舒张剂，再吸入抗炎气雾剂，吸入后应漱口。

2. 随身携带药物，出现哮喘先兆时，立即吸入治疗，避免紧张，同时与医院联系治疗。

3. 尽可能寻找出变应原，减少或避免接触，可改善哮喘发作并减少治疗药物需求量。

4. 活动性肺结核、真菌感染、儿童、妊娠及哺乳期妇女慎用激素类药物；心脏病、高血压、溃疡患者慎用或禁用茶碱类药物；12岁以下儿童、妊娠及哺乳期妇女应权衡应用白三烯受体拮抗剂。

5. 生活规律，定时休息，戒烟酒，注意适当运动，肥胖者注意减肥，保持室内空气流通，避免养花与宠物。

第三章　过敏性鼻炎

一、概述

过敏性鼻炎（AR）也称变应性鼻炎，是特应性个体暴露于变应原（过敏原）后主要由免疫球蛋白 E（IgE）介导的鼻黏膜非感染性炎性疾病。除了 AR 过敏原特异性 IgE 介导的Ⅰ型变态反应，非 IgE 介导的炎性反应及神经免疫失调也参与了 AR 的发生发展。

根据症状发作时间分类，AR 分为：①间歇性 AR（症状发作＜ 4 天 / 周，或＜连续 4 周）；②持续性 AR（症状发作≥ 4 天 / 周，且≥连续 4 周）。

根据疾病严重程度分类，AR 分为：轻度 AR、中 – 重度 AR。

二、临床表现

AR 的典型症状为阵发性喷嚏、清水样涕、鼻痒、鼻塞，可伴有眼部症状，如流泪、眼痒、眼红和灼热感等（变应性结膜炎）。AR 多见于花粉过敏者，约 40% 患者可同时合并哮喘，在有鼻部症状的同时可伴有咳嗽、喘鸣、气急、胸闷等肺部症状，还可伴有湿疹、慢性鼻窦炎、上气道咳嗽综合征（鼻后滴漏综合征）、分泌性中耳炎、特应性皮炎、睡眠障碍、嗜酸细胞性食管炎等。

三、药物治疗

过敏性鼻炎常用的治疗药物，《指南》推荐如下。

一线用药推荐（推荐使用）鼻用糖皮质激素、口服第二代抗组胺药、鼻用第二代抗组胺药、口服白三烯受体拮抗剂。

二线用药推荐（酌情使用）口服糖皮质激素、口服肥大细胞膜稳定剂、鼻用肥大细胞膜稳定剂、鼻用减充血剂、鼻用抗胆碱药物。

1. 糖皮质激素

可显著抗炎、抗过敏和抗水肿，其抗炎作用为非特异性，对各种炎性疾病均有效，可在短时间内控制急性炎性反应与缓解症状，并可持续控制炎性反应状态。

（1）*鼻用糖皮质激素*　鼻用糖皮质激素在控制鼻部症状（包括鼻塞）方面优于抗组胺药物，其安全性和耐受性良好，常见的不良反应是局部不良反应，包括鼻腔干燥、烧灼感、刺痛、鼻出血等，多为轻度。鼻用激素对下丘脑－垂体－肾上腺轴无明显抑制作用。

（2）口服糖皮质激素　口服糖皮质激素是治疗 AR 的二线药物，对症状严重难以控制或中－重度持续性患者，如通过其他治疗方法无法控制严重鼻塞症状时可考虑短期使用。

2. 抗组胺药（H_1 受体拮抗药）

（1）口服抗组胺药　第二代抗组胺药是 AR 的一线药物，其起效快速，作用持续时间较长，能明显缓解鼻部症状，特别是鼻痒、喷嚏和流涕，能有效控制轻度和大部分中－重度 AR，并对合并眼部症状有效，但对改善鼻塞的效果有限，可常规用于老年患者。不易透过血脑屏障，镇静、嗜睡等不良反应较少见。罕见 QT 间期延长、尖端扭转型室性心动过速等严重心律失常。

（2）鼻用抗组胺药　鼻用抗组胺药是 AR 的一线治疗药物。鼻用抗组胺药比口服抗组胺药起效更快，通常用药后 15 ～ 30 分钟起效。一般每天用药 2 次，疗程不少于 2 周。主要不良反应为苦味，少见鼻腔烧灼感、鼻出血、嗜睡、头痛等。

四、用药注意事项

1. 糖皮质激素不推荐肌内或静脉注射，对于老年人、儿童以及有糖皮质激素应用禁忌的人群也不宜口服。鼻用糖皮质激素对于妊娠及哺乳期妇女，一般不推荐使用。

2. 对花粉过敏者，应在致敏花粉播散前口服抗组胺药进行预防，并根据花粉播散时间及对症状产生的影响决定疗程。

3. 部分第二代口服抗组胺药物会加重乙醇造成的认知和运动障碍，所以用药期间不要饮酒。

4. 鼻用抗组胺药妊娠期用药安全性尚缺乏数据，故孕妇应慎用。

第四章 咽 炎

一、概述

咽炎是人体的咽部或咽喉部受到病毒或者细菌感染导致的组织炎症，多为病原微生物感染引起，常为上呼吸道感染的一部分。依据病程的长短和病理改变性质的不同，主要分为急性咽炎、慢性咽炎两大类。

二、临床表现

1. 急性咽炎

多由病毒、细菌感染，或粉尘、烟雾等刺激引起。表现为初起时咽部干痒、灼热，继有咽痛，吞咽唾液时咽痛往往比进食时更加明显，疼痛可放射到耳部。若炎症累及喉部，可出现咳嗽及声音嘶哑等。此外，可出现全身不适，如头痛、食欲不振、口干、畏寒以及四肢酸痛等症状。可伴有体温升高，一般在 38℃上下，少数严重者高热达到 40℃。

2. 慢性咽炎

多由急性咽炎反复发作、慢性咽喉刺激、吸烟或过度使用声带引起，也可由胃食管反流性疾病等慢性病引起。表现为咽部各种不适感，如异物感、灼热感、干燥感、痒感、刺激感和轻微的疼痛等，常在晨起时出现较频繁的刺激性咳嗽，严重时可引起恶心、呕吐。

三、药物治疗

1. 急性咽炎

依照是否出现全身症状采取相应疗法。

（1）若无全身症状或症状较轻，可采用局部治疗，如复方硼砂溶液含漱，口服度米芬喉片、西瓜霜润喉片、碘含片、银黄含片等。也可用 1% ～ 3% 碘甘油、2% 硝酸银涂抹咽后壁肿胀的淋巴滤泡进行消炎。

（2）若全身症状较重，除局部治疗外，还应联合抗生素（如青霉素）或抗病毒药（如阿昔洛韦）进行对因治疗。

（3）中医治疗可选用荆防败毒散、桔梗甘草汤，或用清热解毒利咽的煎剂进行雾化治疗。

2. 慢性咽炎

应优先筛查病因，对因治疗，同时结合病情采取药物治疗和非药物治疗。

（1）慢性单纯性咽炎　可用复方硼砂溶液、呋喃西林溶液、2% 硼酸液含漱，或含服碘喉片、薄荷喉片、银黄含片、西瓜霜含片，或服用六神丸、金嗓清音丸等。也可用碘甘油、硝酸银涂抹咽喉进行消炎。若异物感严重，可采用普鲁卡因封闭穴位，以减轻症状。

（2）慢性肥厚性咽炎　除上述方法外，还需对咽后壁淋巴滤泡进行处理，可用10% 硝酸银溶液或铬酸烧灼肥大的淋巴滤泡。也可用冷冻或激光治疗，但处理范围不宜过大、过深，以防日后咽黏膜萎缩，咽部干燥。

（3）中医治疗　可用增液汤加减，或用金银花、麦冬适量，加胖大海 2 枚，开水泡代茶饮。

四、用药注意事项

1. 咽炎的治疗个体差异较大，除常用非处方药外，应在医生指导下依照患者个体情况用药。

2. 应用口含片含服时，宜将药物放置于舌根部，不宜咀嚼或吞咽药物，含服 30 分钟内不宜饮水与进食。

3. 急性咽炎治疗过程中，患者应注意多休息，多喝温水。若出现发热、畏寒、头痛等全身症状，应及时采取物理降温，或选用解热镇痛抗炎药，如对乙酰氨基酚、布洛芬等，以防止急性并发症的出现。

4. 慢性咽炎病程较久，难以治愈，除发作期间用药缓解以外，应在未发作期间进行日常管理，积极预防。患者应注意日常锻炼，多进行室外活动，增强体质，忌食辛辣刺激的食物，戒烟戒酒，远离粉尘、雾霾等环境，保持空气湿润清洁，避免情绪激动。天气变化时，应及时增减衣物，注意保暖，避免受凉。平时注意口腔、鼻腔卫生等。

第五章　结核病

一、概述

结核病俗称“痨病”，是由结核分枝杆菌侵入人体所致的感染，为一种慢性、缓发的传染病。结核病主要经呼吸道（咳嗽、打喷嚏产生的飞沫）传播，消化道传播为次要途径。

二、临床表现

（一）全身症状

午后低热（潮热）、盗汗、乏力、食欲减退、消瘦等，也称结核中毒症状。

（二）呼吸系统症状

1. 咳嗽、咳痰

通常为干咳或带少量黏液痰；继发感染时，痰呈黏液脓性。

2. 咯血

约 1/3 患者有不同程度咯血或痰中带血。

3. 胸痛

胸壁可有刺痛，多不剧烈，随呼吸及咳嗽而加重。

4. 呼吸困难

重症肺结核时，常出现渐进性呼吸困难，甚至缺氧发绀。

三、药物治疗

肺结核患者一经确诊就要及时给予治疗。合理的化学治疗的目标是消除传染性、治愈患者和避免复发。传统的休息、日光浴和充足的能量、蛋白质及维生素的摄入起到重要的辅助治疗作用。

（一）抗结核药分类

1. 早期杀菌活性药物

能迅速杀灭结核菌，最大限度降低传染性的药物。主要包括异烟肼（H）、利福平

（R）、链霉素（S）、阿米卡星（A）和乙胺丁醇（E）等。

2. 灭菌活性药物

消灭组织内及细胞内的结核菌，最大限度减少复发。主要包括利福平（R）、吡嗪酰胺（Z）和异烟肼（H）等。

3. 防止耐药的药物

防止获得性耐药变异菌株的出现。主要包括异烟肼（H）、利福平（R）、乙胺丁醇（E）、氧氟沙星（O）、左氧氟沙星（V）、莫西沙星（M）和克拉霉素等。

（二）治疗方案

1. 初治方案

（1）2HRZS（E）/4HR　强化期，异烟肼、利福平、吡嗪酰胺、链霉素或乙胺丁醇，每日 1 次，共 2 个月；巩固期，异烟肼、利福平，每日 1 次，共 4 个月。

（2）2HRZS（E）/$4H_3R_3$　即巩固期隔日用药 1 次（每周用药 3 次）。

2. 复治方案

（1）2HRZS（E）/4（6）HR　规律用药 6 个月，痰菌未转阴者巩固期延长 2 个月。

（2）$2S_3H_3Z_3E_3/6H_3R_3E_3$　初治失败者采用。

四、用药注意事项

1. 结核病的治疗必须遵循“早期、联合、适量、规律、全程”的原则，结核病侵入人体后具有滞留性、潜伏性、冬眠性及突变性等特点，使结核病在病程上易迁延不愈，往往需较长程的联合化疗，否则易于复发，甚至发展为耐药结核病，成为难治病例。

2. 采用全程督导服药，提高用药的依从性，避免因不规则的药物治疗而导致病程迁延，并诱发耐药。

3. 提倡联合用药，可交叉杀灭耐药菌株，提高治愈率，降低复发率。

4. 在强化和巩固治疗阶段，不可随意更改方案或无故停药，也不可间断用药。

5. 口服药物应早晨空腹顿服，如果耐受性较差，可由医生决定改为饭后或分次服用。

6. 增加高蛋白、高热量和高维生素食物的摄入，增强患者体质。

7. 肺结核进展期应卧床休息，尤其是有发热、咯血和肺代偿功能不全者；没有明显中毒症状者可进行一般活动，保证充足睡眠；由好转期过渡到稳定期，应逐渐增加活动量，但不宜过度劳累。

8. 肺结核患者咳嗽、打喷嚏和高声讲话时不能直向旁人，同时要用手或手帕掩住口鼻，手帕应煮沸消毒；不随地吐痰，做好痰液的消毒处理，吐痰的纸和擦拭口鼻分泌物的纸张一起焚烧；患者所用食具应于餐后煮沸消毒；将患者所用卧具每日在阳光下暴晒 2 小时；密切接触者应接种卡介苗。

9. 充分了解各种药物的不良反应，一旦出现要及时报告医生。治疗过程中，需注意肝肾功能、血常规、过敏反应等，定期随诊。

第六章　慢性阻塞性肺疾病

一、概述

慢性阻塞性肺疾病（COPD）是一种严重危害人类健康的呼吸道常见病、多发病，主要以持续气流受限为特征，气流受限呈进行性发展，与吸烟、空气污染、职业性粉尘和化学物质、感染，以及机体内在因素如呼吸道防御功能及免疫功能降低、自主神经功能失调等有关。

二、临床表现

COPD 的临床表现为慢性咳嗽、咳痰、气短或呼吸困难、喘息和胸闷，后期出现低氧血症和（或）高碳酸血症，可并发慢性肺源性心脏病和呼吸衰竭。慢性阻塞性肺疾病的典型体征主要是桶状胸、语声震颤减弱、叩诊过清音、呼吸声减弱等，可以通过肺功能检查、胸部 X 射线检查等确诊。

三、药物治疗

COPD 发作期的治疗目标是减轻急性加重的病情，预防未来急性加重的发生，主要为控制感染、祛痰止咳、解痉平喘，防止反复感染或感染迁延不愈。稳定期的治疗目标主要为减轻症状和降低未来风险，应用支气管扩张药、糖皮质激素、祛痰药等减少急性加重的频率和严重程度，提高运动耐力和生活质量。

1. 支气管扩张药

吸入性 β_2 受体激动剂（如沙丁胺醇、特布他林等）或抗胆碱药物（如异丙托溴铵、噻托溴铵等）是一线治疗药物。近年已证实，吸入长效 β_2 受体激动剂对 COPD 的长期治疗有益，这种制剂不仅可以缓解症状，而且能提高生活质量和活动耐力。

2. 糖皮质激素

吸入用激素和 β_2 受体激动剂联合应用可以改善症状，减少发作频率。目前常用的复合制剂有布地奈德福莫特罗粉吸入剂、沙美特罗替卡松粉吸入剂等。

3. 祛痰药

COPD 患者肺部痰液多黏稠不易咳出时，可促使继发感染，并影响气管通畅，应选用祛痰药如氯化铵、氨溴索、羧甲司坦、乙酰半胱氨酸、溴己新等。

4. 抗生素

感染的病因主要包括革兰阳性菌（如肺炎链球菌）、革兰阴性菌（如流感嗜血杆菌等），因此，应根据感染细菌的不同选择不同类型的抗生素，常用的药物包括青霉素类、头孢菌素类、氟喹诺酮类、大环内酯类等。

5. 疫苗

流感疫苗可减轻 COPD 的严重程度，可每年给予 1 次（秋季）或 2 次（秋、冬季）。

四、用药注意事项

1. 戒烟，避免或防止粉尘、烟雾和有害气体的吸入。
2. 解除气管阻塞中的可逆因素，减缓肺功能下降的进程。
3. 预防和治疗呼吸道感染，控制咳嗽和痰液的生成。
4. 痰多患者禁用止咳药，呼吸不畅通者、孕妇、哺乳期妇女慎用止咳药。
5. 与异丙肾上腺素合用，可预防乙酰半胱氨酸对呼吸道的刺激性并提高疗效。支气管哮喘患者禁用乙酰半胱氨酸。
6. 长期应用糖皮质激素和广谱抗生素容易引起继发性真菌感染，应严密观察，并采取有效的防治真菌感染的措施。
7. 氯化铵呈酸性，宜餐后服用。

第七章　高血压病

一、概述

高血压病是以体循环动脉压升高为主要临床表现的心血管综合征。临床上可分为原发性高血压和继发性高血压两类。绝大多数（90% ～ 95%）高血压病因不明，称为原发性高血压或高血压病；少数（5% ～ 10%）为继发性高血压，是某些疾病的一种症状，如嗜铬细胞瘤、肾动脉狭窄、妊娠高血压综合征等，又称症状性高血压。

二、临床表现

大多数起病隐匿，进展缓慢，缺乏特殊临床表现，仅在测量血压时或发生心、脑、肾等并发症时才被发现。常见症状有头痛、头晕、颈项板紧、疲劳、心悸等。如发生高血压的严重并发症即靶器官功能性损害或器质性损害，则出现相应的临床表现，如脑卒中、慢性心功能不全、慢性肾衰竭等。

目前认为在未服用抗高血压药的情况下，成人非同日三次测量收缩压≥ 140mmHg 和（或）舒张压≥ 90mmHg，可诊断为高血压。根据高血压增高的水平，分为 1 ～ 3 级高血压。

三、药物治疗

（一）降压药物种类

目前常用的抗高血压药物主要有五大类，即利尿药、β 受体阻断药、钙通道阻断剂（CCB）、血管紧张素转化酶抑制剂（ACEI）和血管紧张素Ⅱ受体阻断剂（ARB）。

1. 利尿药

我国常用氢氯噻嗪（噻嗪型利尿药）和吲达帕胺（噻嗪样利尿药）。此类药物尤其适用于老年性高血压、单纯收缩期高血压或伴有心力衰竭患者，也是难治性高血压的基础药物之一。但大剂量长期单用利尿药时，不良反应（特别是电解质紊乱与血糖、血脂、嘌呤代谢紊乱）的发生率较高，故一般不建议单用此药治疗高血压。

2. β 受体阻断药

β 受体阻断药通过拮抗交感神经系统的过度激活、减慢心率、抑制过度的神经激素和 RAAS 的激活而发挥降压作用，同时还通过降低交感神经张力、预防儿茶酚胺的心脏毒性作用，保护心血管系统。β 受体阻断药尤其适用于伴快速型心律失常、冠心病（心绞痛）、慢性心力衰竭、交感神经活性增高以及高动力状态的高血压患者。常见的不良反应有疲乏、肢体冷感、激动不安、肠胃不适等，还可能影响糖代谢和脂质代谢。

3. 钙通道阻断剂（CCB）

根据在体内的药代动力学和药效动力学特点，CCB 可分为三代。第一代 CCB 多为短效，易引起反射性心动过速、心悸和头痛（如硝苯地平片），很难实现 24 小时有效覆盖；第二代 CCB 通过改为缓释或控释剂型而使药代动力学特性有了明显改善（如硝苯地平控释片，以独特的胃肠膜控制技术和零级释放模式使药物 24 小时均匀释放，保证了药物治疗的长效性和平稳性）；第三代 CCB 均具有起效平缓、作用平稳、持续时间久、抗高血压谷峰比值高的特点，因此患者血压波动小。常见不良反应包括心悸、面部潮红、足踝部水肿、牙龈增生等。

4. 血管紧张素转化酶抑制剂（ACEI）

ACEI 单用降压作用明确，对糖代谢、脂质代谢无不良影响；可有效减少尿白蛋白排泄量，延缓肾脏病变的进展，适用于合并糖尿病肾病、代谢综合征、慢性肾脏病、蛋白尿或微量白蛋白尿的高血压患者；限盐或加用利尿剂可增加血管紧张素转化酶抑制剂的降压效应。常见不良反应为持续性干咳，多见于用药初期，症状较轻者可坚持服药，不能耐受者可改用 ARB。禁忌证为双侧肾动脉狭窄、高钾血症及妊娠期女性。

5. 血管紧张素Ⅱ受体阻断剂（ARB）

ARB 与 ACEI 在降压和心血管保护作用方面有许多相似之处，但 ARB 作用于 AngⅡ受体水平，更充分、更直接地阻断 RAAS（肾素 – 血管紧张素 – 醛固酮系统），避免了“AngⅡ逃逸现象”；本类药物无 ACEI 的干咳、血管神经性水肿等不良反应，患者治疗依从性更高。禁忌证与 ACEI 类药物类似。

（二）降压药应用的基本原则

1. 剂量原则

一般人群采用常规剂量，老年人从小剂量开始。

2. 优先原则

优先选择长效制剂（从长时疗效和平稳性考虑）和固定复方制剂（从依从性考虑）。

3. 联合原则

在低剂量单药治疗效果不满意时，可以采用两种或两种以上降压药物联合治疗。事实上，2 级及 3 级高血压和（或）伴有多种危险因素、靶器官损害或临床疾患的高危人群，为达到目标血压常需联合用药治疗。

4. 个体化原则

依据不同合并症和患者对药物不同的耐受性给予个体化用药。

四、用药注意事项

1. 抗高血压药物可以控制但不能治愈高血压，必须长期服药以控制血压、预防其对身体多个系统的损害。

2. 在没有医生或药师建议的情况下，不能随意开始或停止服药或改变剂量。

3. 高血压患者出现胸闷、气短、运动耐力下降者应及时到医院就诊。

4. 新加用降压药物的患者若出现相应不良反应（如面部潮红、干咳等）且不能耐受时，应及时就医换药。

5. 高血压患者需要规律地监测血压，推荐使用经认证的上臂式医用电子血压计，血压计应定期校准。不建议使用传统的台式水银柱血压计、腕式或手指式电子血压计。

6. 高血压的非药物治疗和患者的自我管理非常重要（甚至可以使高血压患者免于药物治疗），包括提倡健康的生活方式（表 2–7–1），消除不利于心理和身体健康的行为和习惯，减少高血压以及心血管病的发病危险。

表 2–7–1　高血压患者提倡的健康生活方式

内容	目标	可获得的收缩压下降效果
减少钠盐摄入	每人每日食盐摄入量不超过 6 克（1 啤酒瓶盖*） 注意隐性盐的摄入（如咸菜、鸡精、酱油等）	2 ～ 8mmHg
减轻体重	BMI# < $24kg/m^2$，腰围< 90cm（男），腰围< 85cm（女）	5 ～ 20mmHg/ 减重 10kg
规律运动	中等强度运动，每次 30 分钟，每周 5 ～ 7 次	4 ～ 9mmHg
戒烟	建议戒烟，避免被动吸烟	—
戒酒	推荐不饮酒，目前在饮酒的高血压患者，建议戒酒	—
心理平衡	减轻精神压力，保持心情愉悦	—

注：* 普通啤酒瓶盖去掉胶皮垫后水平装满可盛 6 克食盐。

#BMI：体质指数，评价体重的指标，BMI= 体重 ÷ 身高 ^{2}（体重单位：kg，身高单位：m）。

BMI 判定标准：正常 $18.5kg/m^2 \leq BMI < 24.0kg/m^2$，超重 $24.0kg/m^2 \leq BMI < 28.0kg/m^2$，肥胖 $BMI \geq 28.0kg/m^2$。

第八章　高脂血症

一、概述

高脂血症是高脂蛋白血症的简称，是指血中胆固醇（TC）和/或甘油三酯（TG）过高，因为脂质不溶或微溶于水，必须与蛋白质（载脂蛋白）结合，形成脂蛋白进行转运与代谢，所以是通过高脂蛋白血症表现出来的，统称为高脂蛋白血症，可表现为高胆固醇血症、高甘油三酯血症或两者兼有，临床将高脂血症分为五型。

二、临床表现

血脂水平随年龄增长而升高，至 50 ～ 60 岁达到高峰，其后趋于稳定或有所下降。中青年女性血脂水平低于男性，但绝经期后显著升高，常高于同龄男性。根据血脂升高程度不同，高脂血症的症状也表现不一，可分为以下几个方面。

1. 高脂血症通常没有临床症状，但没有症状不等于血脂不高，定期检查血脂至关重要。

2. 脂质在血管内皮沉积可引起动脉粥样硬化，导致冠心病和周围动脉疾病，表现为心绞痛、心肌梗死、脑卒中和间歇性跛行等。

3. 高脂血症可致出现角膜环和黄色瘤，角膜环位于角膜外缘呈灰白色或白色，由角膜脂质沉积所致，常发生于 40 岁以下，严重高 TG 血症还可导致脂血症眼底改变；黄色瘤是一种异常的局限性皮肤隆起，由脂质局部沉积引起，颜色可为黄色、橘黄色或棕红色，多呈结节、斑块或丘疹形状，质地柔软，最常见于眼睑周围。

三、药物治疗

目前，对高脂血症的治疗大部分还是依靠药物，在咨询专业医生或药师之后，根据具体病因、病情选择药物。治疗高脂血症的药物主要有以下三类。

1. 主要降低胆固醇（TC）的药物

（1）羟甲戊二酰辅酶 A（HMG-CoA）还原酶抑制剂（他汀类）　代表药物有洛伐他汀、辛伐他汀、阿托伐他汀、瑞舒伐他汀等，能够抑制胆固醇合成限速酶 HMG-CoA 还原酶，减少胆固醇合成，还可抑制 VLDL 合成。他汀类能显著降低血清 TC、LDL-C 和 ApoB 水平，也能降低血清 TG 水平和轻度升高 HDL-C 水平。绝大多数人对他汀的耐受性良好，其不良反应多见于接受大剂量治疗者，常有肝功能异常，肌肉不良反应如肌痛、肌炎和横纹肌溶解等。

（2）胆固醇吸收抑制剂　依折麦布能有效抑制肠道内胆固醇的吸收，其安全性和耐受性良好，不良反应轻微且多为一过性，主要表现为头疼和消化道症状，与他汀类联用可发生转氨酶增高和肌痛等副作用，禁用于妊娠期和哺乳期妇女。

（3）抗氧化剂　普罗布考主要适用于高胆固醇血症，尤其是黄色瘤患者，有减轻皮肤黄色瘤的作用。常见不良反应为胃肠道反应，也可引起头晕、头痛、失眠、皮疹等，极少见的严重不良反应为QT间期延长。室性心律失常、QT间期延长、血钾过低者禁用。

（4）胆酸螯合剂　考来烯胺可阻断肠道内胆汁酸中胆固醇的重吸收。与他汀类联用，可明显提高调脂疗效。常见不良反应有胃肠道不适、便秘和影响某些药物的吸收。

2. 主要降低甘油三酯（TG）的药物

（1）苯氧乙酸类（贝特类）　代表药物有苯扎贝特、非诺贝特与吉非贝齐，可降低血清TG水平和升高HDL–C水平。常见不良反应与他汀类药物类似，包括肝脏、肌肉和肾毒性等。

（2）烟酸类　代表药物为烟酸，也称作维生素 B_3，属人体必需维生素。大剂量时具有降低TC、LDL–C和TG以及升高HDL–C的作用。常见的不良反应是颜面潮红，其他有肝脏损害、高尿酸血症、高血糖、棘皮症和消化道不适等，慢性活动性肝病、活动性消化性溃疡和严重痛风者禁用。

（3）高纯度鱼油制剂　鱼油主要成分为n–3脂肪酸，即ω–3脂肪酸。主要用于治疗高TG血症。不良反应少见，有消化道症状，少数病例出现转氨酶或肌酸激酶轻度升高，偶见出血倾向。

四、用药注意事项

高脂血症与饮食和生活方式密切相关，饮食治疗和改善生活方式是治疗血脂异常的基础措施。无论是否在进行药物治疗，都要注意坚持控制饮食和改善生活方式。良好的生活方式包括坚持健康饮食、规律运动、远离烟草和保持理想体重。

1. 健康生活方式改变的基本要素包括限制饱和脂肪酸的摄入，应小于总能量的7%，反式脂肪酸摄入量应小于总能量的1%，高TG血症者更应尽可能减少每日摄入脂肪总量，每日烹调油应少于30g，脂肪摄入应优先选择富含n–3多不饱和脂肪酸的食物（如深海鱼、鱼油、植物油）；膳食胆固醇摄入应＜300mg/d；增加降低LDL–C的膳食成分，如植物固醇2～3g/d，水溶性膳食纤维10～25g/d；总能量调节到能够保持理想体重或减轻体重；身体活动保持中等强度锻炼，每天至少消耗200kcal热量。

2. 首次服用调脂药者，应在用药6周内复查血脂及转氨酶和肌酸激酶。有肌肉不适和（或）无力，且连续检测肌酸激酶呈进行性升高时，应减少他汀类剂量或停药。

3. 饮食与非药物治疗者，开始3～6个月应复查血脂水平，如血脂控制达到建议目标，则继续非药物治疗，但仍须每 6 个月～ 1 年复查，长期达标者可每年复查 1 次。

4. 治疗 3 ～ 6 个月后，血脂仍未达到目标值，则需调整调脂药剂量或种类，或联合应用不同作用机制的调脂药进行治疗。每次调整调脂药种类或剂量时，都应在治疗 6 周内复查。

第九章　消化性溃疡

一、概述

消化性溃疡，包括胃溃疡和十二指肠溃疡。消化性溃疡的形成与胃酸－胃蛋白酶的消化作用有关，一般是由胃及十二指肠局部黏膜损害和黏膜屏障之间失衡所致。幽门螺杆菌（Hp）感染、非甾体抗炎药（NSAID）的广泛应用是引起消化性溃疡常见的原因，胃酸和（或）胃蛋白酶引起黏膜自身消化，应激、吸烟、胃及十二指肠运动异常、遗传等也是导致溃疡的因素。多发生于秋冬或冬春之交，人群发病率为10%，呈慢性与反复发作的特点。

二、临床表现

本病患者临床表现不一，上腹部节律性、周期性疼痛为主要临床症状。除腹痛外，可伴唾液增多、反酸、腹胀、嗳气、呃逆、恶心、呕吐等消化道症状，或伴有上消化道出血、穿孔、幽门梗阻、癌变等严重并发症。

上腹周期性与节律性疼痛为本病主要症状，但对于痛觉减弱的老年人，可表现为无疼痛。十二指肠溃疡的疼痛好发于两餐之间，多于饭后2～3小时疼痛，持续至下次进餐缓解，胃溃疡常在餐后0.5～1小时发生，经1～2小时逐渐缓解，直至下餐进食后再重复发作。

三、药物治疗

药物治疗的途径为保护胃黏膜、抑制胃酸分泌、促进溃疡愈合、根除Hp、防止溃疡复发。

1. 抗酸药

中和胃酸药，均为弱碱性物质，口服后在胃内直接中和胃酸，降低胃内酸度。由于酸度下降，胃蛋白酶活性也下降，从而解除胃酸对胃或十二指肠黏膜的侵蚀及对溃疡面的刺激。常用药物有氢氧化铝、碳酸氢钠、铝碳酸镁、碳酸钙等。

2. 胃酸分泌抑制药

抑制过多的胃酸分泌是治疗消化性溃疡的主要手段。

（1）质子泵抑制药（PPI）　PPI是直接的抑酸药物，可有效抑制基础胃酸和刺激后的胃酸分泌。常用药物有奥美拉唑、兰索拉唑、泮托拉唑、雷贝拉唑等。

（2）H_2 受体阻断药 常用药物有雷尼替丁、法莫替丁等。

3. 胃黏膜保护药

可增加黏膜的防御、修复作用，促进溃疡的愈合。该类药物主要包括前列腺素及其衍生物（米索前列醇）、铋剂（枸橼酸铋钾、胶体果胶铋等）、硫糖铝等。

4. 抗 Hp 药

杀灭 Hp 是控制和根治 Hp 阳性溃疡的主要手段。对 Hp 感染的治疗主要是应用抗生素，而 Hp 阴性溃疡病则不宜使用抗 Hp 药。由于大多数抗生素在胃内酸性环境中活性降低，不能穿透黏液层杀灭细菌，因此单用对 Hp 感染不易根除。常用药物有阿莫西林、四环素、克拉霉素、甲硝唑、左氧氟沙星等。

5. 联合用药

对于 Hp 阳性溃疡患者均应进行抗 Hp 的药物治疗。由于单一药物不能有效根除 Hp，需 2 ～ 4 种药物合用，以提高治愈率，减少耐药性的产生。根除 Hp 的联合治疗方案可分为以下几种。

（1）标准三联疗法：PPI+ 克拉霉素 + 阿莫西林 / 甲硝唑。

（2）以铋剂为主的三联疗法：枸橼酸铋钾 + 阿莫西林 + 甲硝唑。

（3）铋剂 +PPI+2 种抗生素组成的四联疗法，2 种抗生素组成方案主要有 4 种：①阿莫西林+ 克拉霉素；②阿莫西林 + 左氧氟沙星；③阿莫西林 + 呋喃唑酮；④四环素 + 甲硝唑或呋喃唑酮。

四、用药注意事项

1. 强调个体化治疗：治疗方案的选择需综合考虑既往抗生素应用史、药物过敏史、不良反应、伴随疾病、年龄等。

2. 告知不良反应，强调服药依从性的重要性。

3. 改变生活方式，有利于消化性溃疡的治疗，合理用药后大多预后良好。少食多餐、适度锻炼、戒除烟酒等不良生活习惯。

第十章　细菌性痢疾

一、概述

细菌性痢疾是由痢疾杆菌引起的常见肠道传染病，以结肠黏膜化脓性溃疡性炎症为主要改变。临床表现为腹痛、腹泻、大便性状改变、里急后重、发热等症状，严重者可出现感染性休克、中毒性脑病。儿童发病较多，其次为青壮年。全年均有发生，多发于夏秋季，饮食不洁为主要诱因。

二、临床表现

1. 急性细菌性痢疾

（1）普通型　突然起病，畏寒发热，体温常在 38℃以上。腹痛，便后可缓解。腹泻，每日大便 10 余次，初为稀水便、糊样便，后转为黏液便、脓血便，每次量少，伴明显里急后重。尚有食欲不振、恶心、呕吐等其他表现。

（2）轻型　全身毒血症状和肠道表现较轻。腹痛不明显，腹泻次数每日不超过 10 次，里急后重感不明显。该型有自愈倾向。若不经有效抗菌治疗，可出现严重并发症，转为中毒型菌痢或慢性菌痢。

（3）中毒型　以 2 ～ 7 岁儿童多见，成人偶发。起病急骤，全身症状明显，肠道症状轻微甚至开始无腹痛及腹泻症状。①休克型：出现感染性休克的表现；②脑型：患者可出现严重的中枢症状，如烦躁不安、嗜睡、昏迷及抽搐等；③混合型：兼具以上两型的表现。

2. 慢性细菌性痢疾

急性期诊治不当或其他原因引起的急性菌痢病程迁延，超过 2 个月病情未愈者即为慢性菌痢。

三、药物治疗

1. 合理应用抗生素

（1）喹诺酮类　抗菌谱广，口服吸收好，不良反应小，耐药菌株相对较少，可作为首选药，不能口服者可静脉滴注。

（2）β－内酰胺类　常选用第三代头孢菌素，如头孢曲松等，可应用于任何年龄组，同时对多重耐药菌株有效。

（3）其他抗生素　阿奇霉素、庆大霉素、阿米卡星、磺胺嘧啶、磺胺甲噁唑等。

（4）小檗碱（黄连素）　可减少肠道分泌，在使用抗生素时可同时使用。

2. 对症治疗

（1）如果水和电解质丢失，要注意补液。严重脱水者可考虑先静脉补液，然后尽快改为口服补液盐。

（2）治疗高热以物理降温为主，必要时使用退热药。

（3）对中毒型菌痢，立即抗休克治疗，包括扩充血容量、纠正酸中毒、改善微循环、保护重要脏器的功能、纠正呼吸衰竭等；对毒血症状严重者，可给予小剂量糖皮质激素。

（4）对腹痛剧烈者，可用山莨菪碱或阿托品等解痉药物。

四、用药注意事项

1. 儿童、孕妇及哺乳期妇女，不可使用喹诺酮类药物。

2. 对急性、慢性病患者和带菌者应隔离或进行定期探视管理，并给予彻底治疗，直至其粪便培养阴性，以防交叉传染。

3. 注意卧床休息，饮食上以流质或半流质饮食为主，食用高热量、高维生素等易消化的食物，不要吃生冷、油腻、多渣及刺激性食物。

4. 养成良好的卫生习惯，饭前、便后要洗手。食物要做到洗净煮熟，注意饮食和饮水卫生。

第十一章 便 秘

一、概述

便秘是指一种（组）临床症状，表现为排便困难和 / 或排便次数减少、粪便干硬。排便困难包括排便费力、排出困难、肛门直肠堵塞感、排便不尽、排便费时及需要手法辅助排便。排便次数减少指每周排便＜ 3 次。慢性便秘的病程≥ 6 个月，多见于老年人。

引起便秘的病因大致有以下几种：①进食少或过于精细；②因精神因素或生活规律改变致使排便习惯受干扰；③滥用药物，如吗啡、阿片等导致肠道蠕动受抑；④某些全身性疾病致使体力衰弱，如甲状腺功能低下、糖尿病引起的末梢神经病变等；⑤某些肠道疾病，如肠易激综合征，部分患者可表现为便秘与腹泻交替。

二、临床表现

1. 主要表现为每周排便＜ 3 次，排便困难，排便时间长，排出的粪便如羊屎状，便量少，排便后仍有排便未尽感觉，可有下腹胀痛或绞痛、食欲减退、疲乏无力、头晕、烦躁、焦虑、失眠等症状。

2. 部分患者可因用力排硬便而伴肛门疼痛、肛裂、痔疮和肛乳头炎。

3. 部分功能性便秘患者可在左下腹乙状结肠部位触及条索状块物。

4. 当便秘者出现报警征象，包括便血、粪便隐血试验阳性、贫血、消瘦、腹痛持续加剧、腹部包块等，特别对于有结直肠息肉肿瘤家族史的患者，应注意与器质性疾病相鉴别。

三、药物治疗

1. 器质性便秘

主要针对病因治疗，也可临时选用泻药缓解便秘的症状，但应避免长期使用刺激性泻药。

2. 功能性便秘

4 ～ 8 周的基础治疗无效，可酌情选用相应药物治疗。

（1）轻、中度便秘的患者，可选用润滑性泻药（液体石蜡、开塞露）和刺激性泻药

（如酚酞、番泻叶等），必要时联合使用。

（2）重度便秘患者可选用渗透性（容积性）泻药，如聚乙二醇、乳果糖等，治疗无效时，可选用流酸镁、硫酸钠等峻泻药。

（3）慢传输型便秘表现为大便次数减少、缺乏便意，可选用促胃肠动力药（如多潘立酮、莫沙必利等）。

（4）便秘型肠易激综合征应注重心理治疗，调整情绪和行为，必要时可选用渗透性泻药。

3. 特殊人群的用药

（1）*老年人*　推荐使用渗透性泻药，如聚乙二醇、乳果糖，但后者有腹胀和胀气的不良反应，若大便仍难以排出，可加用刺激性泻药。

（2）*儿童*　推荐使用聚乙二醇（首选）、小麦纤维素颗粒和乳果糖；口服微生态制剂可作为功能性便秘的辅助治疗；对于粪便嵌塞者，可选用开塞露或温氯化钠溶液灌肠。

（3）*孕妇*　主要是生活习惯干预治疗，无效时才选择药物治疗。短期内或偶尔使用渗透性和刺激性泻药，以避免孕妇脱水或电解质失衡。乳果糖、聚乙二醇安全性好，可选用。应避免使用蒽醌类泻药和蓖麻油。

（4）*糖尿病患者*　可选用渗透性泻药和刺激性泻药，但仅推荐作为补救措施短期间断使用。

（5）*肿瘤终末期患者*　推荐刺激性泻药或联合渗透性泻药或润滑性泻药。甲基纳曲酮和鲁比前列酮可能对阿片类药物引起的便秘有效。

四、用药注意事项

1. 所有治疗便秘的药物都是治标不治本的，所以长期应用可能会导致耐药，甚至加重便秘的发生。

2. 要彻底治疗便秘，不仅要分清便秘类型，合理选择治疗药物，还要重视基础治疗，即从生活方式入手，养成良好的生活习惯，多注意休息，不熬夜，清淡饮食，多吃富含植物纤维的蔬菜、水果，少吃或不吃油腻和辛辣刺激性的食物，戒烟酒。经常做一些体育锻炼，调整心理状态，有助于建立正常排便反射。

3. 多饮水，每日早晨喝一杯蜂蜜水有助于肠道的蠕动，可促进便秘的改善。培养定时排便的习惯，即使无便意，也应坚持定时去厕所，日久即可建立定时排便。

4. 小儿或者年老体弱的患者，必须在医师的指导下用药。

第十二章　尿路感染

一、概述

尿路感染是指各种病原微生物在尿路中生长、繁殖而引起的尿路感染性疾病。根据感染发生部位可分为上尿路感染和下尿路感染。下尿路感染可单独存在，但上尿路感染往往合并下尿路感染。绝大部分尿路感染为上行感染，即病原微生物沿尿道上行至膀胱、输尿管、肾盂引发炎症。多见于育龄女性、老年人、免疫功能低下及伴有泌尿系其他疾病者。女性尿路感染的发生率明显高于男性，成年男性很少发生尿路感染，50 岁以后男性前列腺增生发生率增高，尿路感染发生率也相应升高。

二、临床表现

1. 膀胱炎

占尿路感染的 75% 以上，一般无明显的全身症状，主要表现为尿频、尿急、尿痛、排尿不畅、下腹不适等膀胱刺激症状。尿常规检查有白细胞尿，约 30% 有血尿，偶肉眼可见血尿，但无白细胞管型，其致病菌多为大肠埃希菌。

2. 急性肾盂肾炎

除了膀胱刺激征表现外，同时伴全身感染如寒战、发热、腰痛、全身酸痛等，体温多在 38℃以上。实验室检查可见白细胞计数升高、中性粒细胞增多和血沉增快。一般无高血压和氮质血症。

3. 慢性肾盂肾炎

慢性肾盂肾炎病程隐蔽，大多数为急性肾盂肾炎未彻底治疗反复发作所致。慢性肾盂肾炎的临床表现和急性相似，但通常较轻，晚期可有高血压和肾功能不全的表现。

三、药物治疗

1. 急性膀胱炎治疗方案

对于非复杂性急性膀胱炎患者，口服复方磺胺甲噁唑、氟喹诺酮类或 β－内酰胺类药物，疗程 3 ～ 7 天，致病菌对磺胺甲噁唑耐药的，可采用呋喃妥因治疗。对于复杂性急性膀胱炎患者，可口服环丙沙星或左氧氟沙星，连续治疗 7 ～ 14 天。

2. 急性肾盂肾炎治疗方案

建议使用抗生素治疗 14 天，对于轻症急性肾盂肾炎患者使用高效抗生素，疗程可缩短至 7 天。如果致病菌是革兰阳性菌，可单用阿莫西林或阿莫西林 / 克拉维酸钾治疗。对于重症病例或不能口服药物者应住院治疗，静脉使用喹诺酮类药物或广谱的头孢菌素类抗生素治疗，对于 β – 内酰胺类抗生素和喹诺酮类抗生素耐药者，可选用氨曲南治疗；如果致病菌是革兰阴性球菌，可使用氨苄西林 / 舒巴坦钠，必要时可联合用药治疗。患者体温恢复正常后 72 小时可改为口服药物，完成 2 周疗程。患者出现发热、头痛、腰痛等症状，应给予解热镇痛药对症处理。

3. 复杂性急性肾盂肾炎

首先，应该及时有效控制糖尿病、尿路梗阻等基础疾病。其次，根据经验静脉使用广谱抗生素治疗。在用药期间，应及时根据病情变化和细菌药物敏感试验结果调整治疗方案，部分患者尚需要联合用药，疗程至少为 10 ～ 14 天。

四、用药注意事项

1. 急性感染期，患者尿路刺激症状明显或伴发热，应当卧床休息，待体温恢复正常后方可下床活动。慢性病患者亦根据病情适当地休息，防止过度疲劳、机体免疫力低下而造成再次感染。

2. 多饮水，每天入水量最好在 2000mL 以上，每 2 ～ 3 小时排尿一次，不可憋尿。

3. 女性患者应保持外阴的清洁与干燥，注意经期卫生，穿宽松透气的内衣，勤换洗内裤，避免不洁性生活。

4. 对于绝经期妇女，阴道局部应用雌激素软膏可以恢复阴道局部环境，减少尿路感染的发生或复发机会。

5. 对于频繁复发的患者，应详细检查其泌尿系统有无解剖畸形、基础病变（如结石、多囊肾、髓质海绵肾等）及整体免疫系统异常。

第十三章　糖尿病

一、概述

糖尿病是由遗传和环境因素共同作用导致胰岛素分泌和/或作用缺陷，引起碳水化合物、蛋白质、脂肪、水和电解质等的代谢紊乱，以高血糖为主要特点的代谢性疾病。其分型有1型糖尿病、2型糖尿病，以及特殊类型糖尿病和妊娠糖尿病。急性并发症包括糖尿病酮症酸中毒、高渗性非酮症昏迷等；慢性并发症包括大血管病变如动脉粥样硬化、冠心病、高血压、脑血管疾病、周围血管疾病等，以及微血管病变如糖尿病肾病、糖尿病视网膜病变、糖尿病神经病变等。

二、临床表现

1. 多食

由于大量尿糖丢失，如每日失糖500g以上，机体处于半饥饿状态，能量缺乏需要补充而引起食欲亢进，食量增加。

2. 多饮

由于多尿，水分丢失过多，发生细胞内脱水，刺激口渴中枢，出现烦渴多饮。

3. 多尿

糖尿病患者血糖浓度增高，体内不能被充分利用，特别是肾小球滤出而不能完全被肾小管重吸收，以致形成渗透性利尿，出现多尿。

4. 消瘦、体重减轻

由于胰岛素不足，机体不能充分利用葡萄糖，使脂肪和蛋白质分解加速来补充能量和热量。

三、药物治疗

1. 1型糖尿病患者依赖胰岛素治疗，可同时加用口服降糖药。

2. 2型糖尿病的所有治疗应基于科学的饮食、运动等生活方式，常用药物有二代或三代磺酰脲类、二甲双胍等，如果治疗不理想可加用其他作用机制不同的口服降糖药，仍不理想则加用或改用胰岛素。

3. 糖尿病合并妊娠及妊娠期糖尿病，经合理饮食血糖不达标时，应采用胰岛素治疗，首选基因重组人胰岛素，或已获批妊娠期间可使用的胰岛素类似物。

4. 糖尿病合并酮症酸中毒、高渗性昏迷、消耗性疾病，应选择胰岛素注射。对于糖尿病合并肾病患者，首选格列喹酮。

5. 单纯的餐后高血糖而空腹血糖不高者，首选 α – 葡萄糖苷酶抑制剂（阿卡波糖、米格列醇等）。对于老年患者、儿童，可选瑞格列奈。

四、用药注意事项

1. 用药期间不宜饮酒，不暴饮暴食，生活有规律，吃饭要细嚼慢咽。

2. 应定期监测血糖，不宜随便停药或换药，若长期服用某一制剂渐见无效，则须及时换用另一种制剂。

3. 胰岛素过量使用或给药后未及时进餐、运动过量等会导致低血糖反应，轻者饮糖水或进食后可缓解，严重者立即静脉注射 50% 葡萄糖注射液。

4. 未开封使用的胰岛素笔芯应储存于 2 ～ 8℃的冰箱内冷藏，不可以冷冻；开封使用的则不必放入冰箱冷藏，在室温（最高 25℃）下可保存 6 个星期；胰岛素笔芯也不应受热或阳光照射。

5. 胰岛素应经常变换注射部位，交替在脐周腹壁、上臂外侧、大腿外侧及臀部注射，重复注射同一部位，易引起局部红肿、硬结；在运动前，不要注射大腿和上臂这样血液循环快的部位，否则在运动时容易发生低血糖。

6. 普通胰岛素于饭前半小时皮下注射，中效或长效胰岛素常在早餐前 1 小时皮下注射。紧急情况下，仅普通胰岛素可静脉给药。

7. 磺脲类与双胍类同时使用可增强降血糖作用；二甲双胍与噻嗪类药物或其他利尿药、糖皮质激素、吩噻嗪类、甲状腺激素、雌激素、口服避孕药、苯妥英钠、异烟肼、拟交感神经药、钙离子通道阻滞剂等合用时会引起血糖升高。

8. 瑞格列奈与口服避孕药、利福平、苯巴比妥、卡马西平、噻嗪类、皮质激素、甲状腺激素、拟交感神经药等合用会减弱其降血糖作用。

第十四章　类风湿关节炎

一、概述

类风湿关节炎（RA）是一种以关节滑膜炎为特征的慢性自身免疫性疾病，多见于中年女性。主要表现为手、足小关节的对称性、慢性、进行性多关节炎，随病情进展，造成关节软骨、骨和关节囊破坏，最终导致关节畸形和功能丧失。本病女性多发，男女之比为（1∶2）～（1∶3），可发生于任何年龄，发病高峰在 30 ～ 50 岁。

RA 的病因尚不明确，一般认为遗传、内分泌以及反复感染、寒冷刺激、疲劳等因素对发病起重要作用。

二、临床表现

（一）关节表现

1. 晨僵

早起关节不灵活的主观感受，持续时间与炎症的严重程度成正比。

2. 疼痛

最早的关节症状，常见部位为腕关节、掌指关节、近端指间关节，其次是趾、膝、踝、肘、肩等关节。

3. 关节肿胀

多因关节腔内积液或关节周围软组织炎症引起。

4. 关节畸形

常见的是腕和肘关节强直、掌指关节的半脱位、手指尺侧偏斜和呈“天鹅颈”样及“钮孔花样”表现。

5. 关节功能障碍

关节肿胀和畸形造成了关节的活动障碍。

6. 特殊关节

颈椎关节受累出现颈痛、活动受限，甚至脊髓压迫。肩、髋关节受累常表现为局部疼痛和活动受限。

（二）关节外表现

1. 一般表现

可有发热、类风湿结节、类风湿血管炎及淋巴结肿大。

2. 心脏受累

常见为心包炎、心包积液、心肌炎、冠状动脉炎、主动脉炎等。

3. 呼吸系统受累

可有胸膜炎、胸腔积液、肺动脉炎、间质性肺疾病、结节性肺病等。

4. 肾脏表现

主要有原发性肾小球及肾小管间质性肾炎、肾脏淀粉样变和继发于药物治疗的肾损害。

5. 神经系统损害

可有周围神经病变，多见于正中神经、尺神经和桡神经。

6. 贫血

贫血是 RA 常见的关节外表现。

7. 眼

幼年患者可有葡萄膜炎，成人可有巩膜炎，可能由血管炎所致。

三、药物治疗

1. 非甾体抗炎药

可迅速改善患者关节的症状，是解除症状的首选用药，其种类繁多，常用的有布洛芬、双氯酚酸钠、阿司匹林、吲哚美辛等。小剂量只有止痛作用，大剂量则有抗炎作用，近年来大多数专家主张采用大剂量、个体化用药。

2. 慢作用抗风湿药

起效缓慢但作用持久，可减缓关节的侵蚀和破坏，又被称为二线抗风湿药。常用的有氨甲蝶呤、羟氯喹、来氟米特、青霉胺、金制剂等。

3. 糖皮质激素

最强的抗炎药物，可有效减轻炎症，缓解病情。但不能改变病情进展，因此，对多数患者，它不是首选药，且长期使用副作用多，应严格控制适应证。此类药物使用现在多主张小剂量。

4. 生物制剂

目前在 RA 的治疗上，已有几种生物制剂被 FDA（美国食品药品监督管理局）批准上市，在难治性 RA 的治疗中发挥了重要作用。主要有：① TNF-α 拮抗剂，如阿达木单抗、英夫利昔单抗。② IL-1 受体拮抗剂，如依那西普。③ IL-6 受体拮抗剂，如托珠单抗。

5. 植物药

雷公藤总苷、白芍总苷、青藤碱等。

四、用药注意事项

1. 非甾体抗炎药和糖皮质激素都有胃肠道损伤，可酌情加用抑制胃酸分泌药、胃黏膜保护药，如 PPI、雷尼替丁、枸橼酸铋钾和硫糖铝等。

2. 长期大剂量使用糖皮质激素会引起库欣综合征，表现为满月脸、水牛背、向心性肥胖、皮肤变薄、肌肉萎缩、骨质疏松、痤疮、多毛、低钾血症、高血压、高血脂、血糖及尿糖升高等，所以在使用期间宜采取低盐、低糖、低脂、高蛋白饮食，并注意补钾。

3. 长期应用糖皮质激素时，不可随便停药或加减剂量，以免影响疗效或导致严重的不良反应。用药期间切勿饮酒，不宜与非甾体抗炎药合用，以免加重胃肠道损伤。

4. 慢作用抗风湿药使用期间应注意检查血常规和肝功能。

5. 生物制剂有注射部位反应和输液反应，可能有增加感染和肿瘤的风险，用药前应进行结核和乙肝筛查，排除活动性感染和肿瘤。

6. 雷公藤总苷应用期间应注意生殖系统损伤、肝损伤和骨髓抑制的副作用。

7. 要有耐心地配合医师进行长期的治疗，定时服药，定期回诊，并接受指定专业的复健师进行正确的复健治疗，若有不适应立即告知医生。

8. 注意保暖，关节疼痛时可进行热水浴，减轻疼痛。切勿任意进行推拿、按摩、拔罐等传统治疗方法，以免加重病情，造成无法弥补的伤害。

第十五章　骨质疏松症

一、概述

骨质疏松症是一种以低骨量和骨组织微结构破坏为特征，导致骨骼脆性增加和易发生骨折的全身性骨病。骨质疏松症可发生于任何年龄，但多见于绝经后女性和老年男性。

二、临床表现

骨质疏松症初期通常没有明显的临床表现，因而被称为“寂静的疾病”或“静悄悄的流行病”。但随着病情进展，骨量不断丢失，骨微结构破坏，患者会出现骨痛、脊柱变形，甚至骨质疏松性骨折。

1. 疼痛

疼痛是原发性骨质疏松症常见、主要的症状，可出现腰背痛或全身骨痛，疼痛通常在翻身时、起坐时及长时间行走后出现，夜间或负重活动时疼痛加重，并可能伴有肌肉痉挛，甚至活动受限。

2. 骨折

多在日常生活中受到轻微外伤时发生，也可在无外伤的情况下发生，椎体、髋部、前臂远端和肱骨近端骨折为常见，其他部位如肋骨、跖骨、腓骨、骨盆等部位亦可发生骨折。

3. 并发症

驼背和胸廓畸形者常伴胸闷、气短、呼吸困难，甚至发绀等表现。肺活量、肺最大换气量和心排血量下降，极易并发上呼吸道和肺部感染。髋部骨折者常因感染、心血管病或慢性衰竭而死亡；幸存者生活自理能力下降或丧失，长期卧床加重骨丢失，使骨折极难愈合。

三、药物治疗

（一）基本骨营养补充

骨质疏松症的治疗必须补充足量的钙剂和维生素 D，钙和维生素 D 的使用应贯穿整个治疗过程，与抑制骨吸收药、促进骨形成药合用可提高骨密度，预防骨折风险。每日钙的总摄入量可达 800 ～ 1200mg，除增加饮食钙含量外，还可补充碳酸钙、葡萄糖酸钙、枸橼酸钙等制剂。同时补充维生素 D 400 ～ 600U/d。非活性维生素 D 主要用于骨质疏松的预防，而活性维生素 D（骨化三醇、阿法骨化醇）可促进肠吸收钙，增加肾小管对钙的重吸收，抑制甲状旁腺激素分泌，故用于各种骨质疏松症的治疗。

（二）抗骨质疏松药

1. 骨吸收抑制剂

（1）双膦酸盐　通常是治疗骨质疏松症的首选药物，如阿仑膦酸钠、唑来膦酸等。该类药物具有较强的抗骨折作用，双膦酸盐与骨骼羟磷灰石的亲和力高，能够特异性结合到骨重建活跃的骨表面，抑制破骨细胞功能，从而抑制骨吸收。双膦酸盐安全性好，主要不良反应有胃肠道反应、一过性“流感样”症状，其他罕见不良反应有肾脏毒性、下颌骨坏死、食管癌、非典型股骨骨折等。

（2）降钙素　目前应用的制剂有两种：鳗鱼降钙素类似物和鲑降钙素。该类药物是一种钙调节激素，能抑制破骨细胞的生物活性、减少破骨细胞数量，减少骨量丢失并增加骨量。降钙素类药物的另一突出特点是能明显缓解骨痛，对骨质疏松症及骨折引起的骨痛有效。降钙素总体安全性良好，少数患者使用后出现面部潮红、恶心等不良反应，偶有过敏反应。

（3）雌激素　雌激素补充疗法，能减少骨丢失，降低骨质疏松性椎体、非椎体及髋部骨折的风险，是治疗绝经后妇女骨质疏松症的最佳选择，也是最有效的方法，建议绝经后即开始服用，在耐受的情况下可终身服药。乳腺癌、血栓性静脉炎及诊断不明的阴道出血者禁用。

（4）选择性雌激素受体调节剂（SERMs）　SERMs 制剂雷洛昔芬不是雌激素，而是与雌激素受体结合后，在不同组织发挥类似或拮抗雌激素的不同生物效应。在骨骼与雌激素受体结合，发挥类雌激素的作用，抑制骨吸收，增加骨密度，降低椎体骨折发生的风险；而在乳腺和子宫则发挥抗雌激素的作用，因而不会增加乳腺癌和子宫内膜癌的风险。但疗效较雌激素差。

2. 骨形成促进剂

主要包括甲状旁腺激素类似物（PTHa），代表药物为特立帕肽，间断使用小剂量 PTHa 能刺激成骨细胞活性，促进骨形成，增加骨密度，改善骨质量，降低椎体和非椎体骨折的发生风险。常见的不良反应为恶心、肢体疼痛、头痛和眩晕等。

四、用药注意事项

1. 钙剂和维生素 D 应用期间，应定期监测血钙、磷变化，防止发生高钙血症和高磷血症。

2. 对低、中度骨折风险者（如年轻的绝经后妇女、骨密度水平较低但无骨折史的患者）首选口服药物治疗。对口服不能耐受、有禁忌证及高骨折风险者（如多发椎体骨折或髋部骨折的老年患者、骨密度极低的患者）可考虑使用注射制剂（如唑来膦酸、特立帕肽等）。

3. 药物治疗应个体化，疗程应至少坚持 1 年，在最初 3 ～ 5 年治疗期后，应该全面评估患者发生骨质疏松性骨折的风险。对疗效不佳的患者，需药物联合或序贯治疗。

4. 骨质疏松症是一种慢性疾病，其治疗是一个长期的过程，在接受治疗期间应对如下情况进行监测。包括治疗效果，钙和维生素 D 的摄入是否充足，药物的不良反应，对治疗的依从性和新出现的可能改变治疗预期效果的共患病。

第十六章　单纯疱疹

一、概述

单纯疱疹是一种由单纯疱疹病毒（HSV）所致的病毒性皮肤病。人类单纯疱疹病毒分为两型，即单纯疱疹病毒Ⅰ型（HSV-Ⅰ）和单纯疱疹病毒Ⅱ型（HSV-Ⅱ）。Ⅰ型主要引起生殖器以外的皮肤、黏膜（口腔黏膜）和器官（脑）的感染，Ⅱ型主要引起生殖器部位皮肤黏膜感染。HSV 可长期潜伏于体内，当机体抵抗力下降时，体内潜伏的 HSV 被激活而复发。

二、临床表现

临床多见者为局限性单纯疱疹，起初局部有灼痒紧张感，随即出现红斑，在红斑或正常皮肤上出现簇集性小水疱群，疱液清澈透明，后来变浑浊，擦破后出现糜烂渗液、结痂，也可继发化脓感染，此时附近淋巴结可发生肿大，1～2周可自愈，愈后遗留暂时的色素沉着，以后消失，恢复如初。皮疹好发于皮肤黏膜交界处，如口唇、口周、鼻孔附近及外阴处，亦可见于颜面、口腔及眼等部位。

三、药物治疗

1. 全身治疗

本病有自限性，1～2周即可自愈，一般给予对症治疗，无须特殊处理。对严重性的除给予支持疗法外，也可口服阿昔洛韦。

阿昔洛韦是核苷类抗 DNA 病毒药，作用机制是抑制病毒 DNA 多聚酶，阻止病毒 DNA 的合成。主要用于单纯疱疹、带状疱疹等，可作为首选药。同类药物还有伐昔洛韦、更昔洛韦、泛昔洛韦等。

2. 局部治疗

以收敛、干燥，防止继发感染为主。可涂搽阿昔洛韦乳膏、喷昔洛韦乳膏等。

3. 疱疹性角膜炎的治疗

治疗药物有阿昔洛韦、更昔洛韦、碘苷（疱疹净）、阿糖胞苷等，主要采用局部滴眼，可配合使用抗生素眼药水，以防继发细菌感染。有免疫功能缺陷的患者可使用干扰素，调节免疫功能，增强抵抗力。有角膜损伤者，眼滴促进角膜修复的药物，如重组人表皮生长因子滴眼液、小牛血去蛋白眼用凝胶等。

4. 生殖器疱疹的治疗

生殖器单纯疱疹是一种常见的性传播疾病，首次发作患者可接受口服治疗，药物有阿昔洛韦、泛昔洛韦、伐昔洛韦等。静脉滴注阿昔洛韦通常用于严重病例的治疗。

四、用药注意事项

1. 单纯疱疹患者以外用药物为主，对复发性疱疹患者可给予抗病毒药物，对症状严重者应加强支持疗法。

2. 接触感染部位后应立即洗手，并避免接触眼睛、亲吻等，不可与他人共用餐具、毛巾、唇膏、口腔清洁用品、刮胡刀等，以防传染。

3. 生殖器疱疹患者在发作期间，应避免各式性行为，无症状期应提倡使用安全套。由于大多数性伴侣可能已经感染 HSV，因此他们也应接受检查，必要时予以治疗。

4. 女性生殖器疱疹患者必须在停药后一年内、没有再复发的情况下才可以怀孕。

5. 新生儿烫伤、免疫功能低下者和湿疹患者应避免接触感染者。

第十七章　痤　疮

一、概述

痤疮俗称“青春痘”，是一种好发于青春期并主要累及毛囊、皮脂腺的慢性炎症性皮肤病。其发病机制尚未完全阐明，皮脂腺过度分泌油脂、毛囊皮脂腺导管角化阻塞、痤疮丙酸杆菌感染及炎症反应等与之相关。一般认为，青春期后身体发育导致体内雄激素分泌旺盛，而雄激素支配皮脂腺产生更多皮脂，皮脂与脱落的表皮组织混合后堵塞毛孔而引发痤疮。此外，还受遗传、免疫、内分泌、情绪、药物、饮食及肥胖等因素的影响。

二、临床表现

痤疮皮损好发于面部、胸部、上背部等多脂区。临床表现为白头粉刺、黑头粉刺、丘疹、脓肿、结节等，常见的后遗症有色素沉着、持久性红斑和瘢痕形成。绝大多数患者青春期后逐渐减轻，以至于消失。

三、药物治疗

外用药物治疗是痤疮的基础治疗，轻度痤疮以外用药物治疗为主，中、重度痤疮在系统治疗的同时辅以外用药物治疗。

（一）外用药物

1. 维 A 酸

维 A 酸类药物是治疗痤疮最为有效的药物之一，可作用于痤疮发病的四个环节：抑制皮脂腺分泌油脂；抗毛囊皮脂腺导管角化；抑制毛囊皮脂腺导管内微生物的生长；抑制炎症反应。目前药物有三代：①第一代，异维 A 酸、维胺酯等；②第二代，阿维 A 酸、阿维 A 酯；③第三代，阿达帕林、他扎罗汀、贝扎罗汀等。阿达帕林具有更好的耐受性，通常作为首选药物。

2. 过氧化苯甲酰

过氧化苯甲酰具有杀灭痤疮丙酸杆菌、抗炎及轻度溶解粉刺作用，使用中可能会出现轻度刺激反应，建议从低浓度开始，小范围试用。与异维 A 酸联合使用时应分时段外用。

3. 抗生素

常用外用抗生素包括红霉素、林可霉素、克林霉素、氯霉素及夫西地酸等。

4. 其他

壬二酸、氨苯砜、二硫化硒、硫黄和水杨酸等是痤疮外用治疗药物的备选药物。

（二）内服药物

1. 抗雄激素药物

雄激素是痤疮发生重要的内源性因素，抗雄激素药物可以通过拮抗雄激素作用减少皮脂腺分泌而改善痤疮。常用抗雄激素药物主要包括雌激素、孕激素、螺内酯等。己烯雌酚可用于女性在月经周期前加重的痤疮。

2. 抗生素

首选四环素类如米诺环素、多西环素等，不能使用时选择大环内酯类如红霉素、阿奇霉素、克拉霉素等。疗程通常为 6 ～ 12 周。轻度患者治疗可不用抗生素。

3. 异维 A 酸

口服异维 A 酸适用于结节囊肿型痤疮、伴皮脂溢出过多、其他方法疗效不佳的痤疮以及暴发性痤疮和聚合性痤疮。本药有致畸作用，育龄期男女服药期间应避孕，停药 3 个月后方可怀孕。

（三）物理与化学治疗

光动力疗法、激光与强脉冲光治疗、点阵射频、化学剥脱术等可作为中重度或重度痤疮在系统药物治疗失败或患者不耐受情况下的替代治疗方法，具有抗炎、抑制皮脂腺分泌、促进组织修复、改善瘢痕及痤疮后色素沉着等作用。

（四）中医药治疗

可根据发病的不同，选择枇杷清肺饮、连翘败毒丸、化瘀散结丸、六味地黄丸等中药或中成药内服；或采用中药面膜、针灸、刺络拔罐等治疗痤疮。

四、用药注意事项

1. 治疗期间，健康合理膳食，应限制高糖、油腻、辛辣食物及奶制品的摄入，多喝水，多吃蔬菜和水果，保持大便通畅，防止便秘。

2. 适当控制体重，规律作息，避免熬夜及过度日晒，有助于预防和改善痤疮的发生发展。

3. 痤疮尤其是重度痤疮患者易出现焦虑和抑郁，需配合心理疏导。女性患者如有月经不调，要积极治疗。

4. 避免挤压或刺激痤疮，以免加重感染或遗留瘢痕。

5. 维 A 酸类药物宜晚上使用，白天容易受紫外线影响而伤害皮肤。

6. 科学护肤，皮肤清洁可选用控油保湿清洁剂洁面，但不能过度清洗。同时，谨慎使用粉底、防晒剂及彩妆等化妆品，以免加重病情。

第十八章　细菌性结膜炎

一、概述

细菌性结膜炎是一种由细菌感染引起的眼部结缔组织炎症疾病，常由脑膜炎奈瑟菌、淋病奈瑟菌、肺炎双球菌、流感嗜血杆菌、金黄色葡萄球菌等引起，常分为三种类型，即急性卡他性结膜炎、慢性卡他性结膜炎和淋菌性结膜炎。淋菌性结膜炎成人主要为淋菌性急性尿道炎的自身感染，单眼多于双眼；新生儿则为产道感染，常双眼同时发病。

二、临床表现

急性卡他性结膜炎常于春季及秋季发病，病情急剧，两眼可同时或先后相隔 1 ～ 2 天发病，典型症状为结膜充血、眼痛、畏光、流泪、痒感、异物感、结膜出血、晨起睑缘有分泌物等。发病 3 ～ 4 天病情达到高峰，以后逐渐减轻，病程两周左右。急性病例治疗不及时或未正规治疗，可迁延转为慢性卡他性结膜炎，治疗较困难，不易痊愈。淋菌性结膜炎多表现为急性化脓性结膜炎，分泌物多且为脓性，常表现为眼睑肿胀、结膜水肿，可并发角膜溃疡和穿孔，导致失明。

三、药物治疗

细菌性结膜炎需尽早接受正规治疗，在去除病因治疗的同时进行抗感染治疗，积极控制症状，预防并发症的发生，防止复发。

1. 局部治疗

（1）冲洗结膜囊　结膜囊内有分泌物时，应进行冲洗，常用生理盐水、硼酸溶液、升汞或高锰酸钾溶液。冲洗时，翻转眼睑，冲洗结膜面，同时使穹隆内的分泌物也被冲出。冲洗时应小心轻柔，避免损伤角膜。

（2）局部用药　①滴眼液：有条件的应做分泌物涂片或结膜刮片检查，根据病原学诊断，选择相应的抗生素，如妥布霉素、阿奇霉素、氧氟沙星、左氧氟沙星、洛美沙星、氯霉素、利福平等。②眼膏：其药物浓度高，作用时间长，适用于睡前涂，如红霉素、四环素、金霉素等。③腐蚀剂：如硝酸银，有很强的杀菌力，同时也可腐蚀结膜表层组织引起坏死，应用时直接涂抹患处，切不可触及角膜，涂后应立即用生理盐水冲洗。

（3）冷敷　初期宜冷敷以减轻眼部充血、水肿，不要热敷，更不要遮盖患眼，若遮盖患眼，则分泌物不易排出，且遮盖后会使结膜囊温度升高，更有利于细菌的繁殖，使炎症加剧。如果患者畏光，可佩戴太阳镜。

2. 全身治疗

全身用药以青霉素和头孢菌素类抗生素为主，青霉素过敏者可用大观霉素。淋菌性结膜炎病情凶险，发展迅速，后果严重，所以在一般局部抗菌治疗的同时，强调全身用药，主要使用氟喹诺酮类药物。

（1）青霉素　用于敏感菌所致的感染，其过敏反应较常见，严重者可发生过敏性休克，因此用药前要仔细询问过敏史，并进行皮肤过敏试验。

（2）头孢菌素　如头孢曲松、头孢噻肟等，其抗菌谱更广，抗菌活性更强，过敏性休克少见，但使用前仍应排除过敏史，进行药物过敏试验。使用头孢菌素期间，前后一周内应禁止饮酒。

（3）大观霉素　对淋病奈瑟菌有较强的抗菌作用。常见不良反应为眩晕、恶心、发热、失眠等。新生儿、孕妇、肝肾功能不全者禁用。

（4）氟喹诺酮类　如诺氟沙星、环丙沙星、氧氟沙星、左氧氟沙星等，淋病奈瑟菌对其高度敏感。但可影响软骨发育，孕妇及 18 岁以下的未成年人禁用。

四、用药注意事项

1. 妥布霉素滴眼液不良反应偶见局部刺激症状，如眼睑灼痛或肿胀、结膜红斑等，对本药及其他氨基苷类抗生素过敏者禁用，孕妇慎用，哺乳期妇女使用期间宜暂停哺乳，新生儿禁用妥布霉素滴眼液。

2. 单眼患病的患者，滴眼或冲洗时应将患眼侧朝下，避免液体流入健康眼睛。

3. 女性如患有淋菌性阴道炎应治愈后再怀孕，如怀孕后发现患有淋菌性阴道炎应积极进行治疗。新生儿出生后，为防淋球菌性结膜炎或衣原体性结膜炎，应立即用 1% 硝酸银滴眼液滴眼，或以 0.5% 四环素眼膏涂抹。

4. 保持良好的生活习惯，尽量早睡早起，少熬夜、少刷手机、少玩计算机。注意用眼卫生，勤选手，不要用手揉眼睛，游泳后可用抗生素眼药水预防。做好个人防护，一旦周围出现结膜炎病例，要做好消毒，远离患者，不共用毛巾等生活用品。

第三篇 药理学习题及参考答案

第一章 绪论

一、选择题

【A 型题】

1. 药理学是研究（　　）
   A. 药物对机体的作用　B. 机体对药物的作用　C. 药物与机体的相互作用
   D. 药物的量效关系　E. 药物的时量关系
2. 药理学研究的对象主要是（　　）
   A. 病原微生物　B. 动物　C. 健康人
   D. 患者　E. 机体
3. 药物是指（　　）
   A. 天然和人工合成的物质
   B. 能影响机体生理功能的物质
   C. 具有预防、治疗或诊断疾病作用的物质
   D. 干扰细胞代谢活动的物质
   E. 对机体健康有损害的物质
4. 药效学是研究（　　）
   A. 药物对机体的作用　B. 机体对药物的作用　C. 药物与机体的相互作用
   D. 药物的量效关系　E. 药物的时量关系
5. 药动学是研究（　　）
   A. 药物对机体的作用　B. 机体对药物的作用　C. 药物与机体的相互作用
   D. 药物的量效关系　E. 药物的时量关系

【B 型题】

A. 有效部位　　B. 活性成分　　C. 人工合成药
D. 体内活性物质　　E. 药用植物

6. 罂粟（　　）
7. 吗啡（　　）
8. 哌替啶（　　）
9. 内啡肽（　　）

【X 型题】

10. 药物与毒物的关系是（　　）
A. 药物本身即是毒物
B. 药物用量过大即可成为毒物
C. 适当剂量的毒物亦可成为药物
D. 药物与毒物之间无绝对的界限
E. 有些药物是由毒物发展而来的
11. 药理学的研究内容包括（　　）
A. 药物效应动力学　　B. 药物治疗学　　C. 新药设计
D. 药物代谢动力学　　E. 毒理学
12. 药理学的任务是（　　）
A. 联系基础医学与临床医学
B. 阐明药物对机体的作用及其机制
C. 研究药物的体内过程与血药浓度的动态变化
D. 设计和寻找新药
E. 整理和发掘祖国医药遗产
13. 药理学实验方法归纳为（　　）
A. 实验药理学方法　　B. 实验治疗学方法　　C. 生物化学方法
D. 临床药理学方法　　E. 毒理学实验方法
14. 属于现代药理学的分支及交叉学科的有（　　）
A. 分子药理学　　B. 临床药理学　　C. 免疫药理学
D. 遗传药理学　　E. 精神药理学

二、简答题

1. 药理学与药效学、药动学的关系。
2. 药理学的任务有哪些？

第二章　药物效应动力学

一、选择题

【A 型题】

1. 药物产生副作用的药理基础是（　　）
   A. 药物剂量太大　B. 药物作用选择性低　C. 药物排泄太慢
   D. 患者反应敏感　E. 用药时间太长
2. 药物使机体功能活动加强的作用称为（　　）
   A. 兴奋作用　B. 抑制作用　C. 镇静作用
   D. 激动作用　E. 阻断作用
3. 根据药物是否进入血液，药物作用可分为（　　）
   A. 防治作用和不良反应　B. 选择作用和普遍作用　C. 局部作用和吸收作用
   D. 兴奋作用和抑制作用　E. 副作用和毒性反应
4. 长期使用受体阻断药可使受体数目（　　）
   A. 增多，对激动药的敏感性增高
   B. 增多，对激动药的敏感性降低
   C. 增多，对激动药的敏感性不变
   D. 减少，对激动药的敏感性降低
   E. 减少，对激动药的敏感性增高
5. 受体激动药与受体（　　）
   A. 只具有内在活性　B. 只具有亲和力　C. 既有亲和力又有内在活性
   D. 有亲和力无内在活性　E. 既无亲和力也无内在活性
6. 药物最基本的作用是（　　）
   A. 兴奋作用　B. 抑制作用　C. 使机体产生新的功能
   D. 兴奋作用和抑制作用　E. 兴奋和抑制之间的相互转化
7. 量效曲线一般为（　　）
   A. 外凸曲线　B. S 形曲线　C. 内凹曲线
   D. 抛物线　E. 直线

8. 治疗指数（TI）是指（　　）

A. ED_{50} 与 LD_{50} 之间的距离　B. ED_{90}/LD_{10} 的比值　C. ED_{50}/LD_{50} 的比值

D. LD_{50}/ED_{50} 的比值　E. ED_{95}/LD_{5} 的比值

9. 以全或无表示的药理效应是（　　）

A. 质反应　B. 量反应　C. 毒性反应

D. 不良反应　E. 特异质反应

10. 药物产生的最大效应是（　　）

A. 量反应　B. 效能　C. 效价

D. 质反应　E. ED_{50}

11. 药物作用的两重性是指（　　）

A. 原发作用与继发作用　B. 防治作用与副作用　C. 对症治疗与对因治疗

D. 预防作用与治疗作用　E. 防治作用与不良反应

12. 从以下几种镇痛药的等效剂量可以看出，作用最强的是（　　）

A. 吗啡 10mg　B. 哌替啶 100mg　C. 芬太尼 0.1mg

D. 喷他佐辛 50mg　E. 罗通定 60mg

13. 以下属于局部作用的是（　　）

A. 普鲁卡因的浸润麻醉作用

B. 利多卡因的抗心律失常作用

C. 洋地黄的强心作用

D. 苯巴比妥的镇静催眠作用

E. 呋塞米的利尿作用

【B 型题】

A. 副作用　B. 停药反应　C. 后遗效应

D. 变态反应　E. 特异质反应

14. 苯巴比妥引起的宿醉现象属于（　　）

15. G-6-PD 缺乏者应用磺胺药后发生溶血反应属于（　　）

16. 苯妥英钠引起剥脱性皮炎属于（　　）

17. 肾上腺危象属于（　　）

【X 型题】

18. 药物产生毒性反应的原因有（　　）

A. 用药剂量过大　B. 用药时间过长　C. 机体对药物的敏感性高

D. 患者有遗传缺陷　E. 患者不能耐受

19. 关于药物副作用，描述正确的是（　　）

A. 药物在治疗剂量下出现的与治疗目的无关的作用
B. 副作用与治疗作用可随治疗目的的不同相互转换
C. 与用药时间过久有关
D. 与用药剂量过大有关
E. 与药物的选择性低有关

20. 以下属于不良反应的是（　　）
A. 久服四环素引起伪膜性肠炎
B. 服麻黄碱引起中枢兴奋症状
C. 肌注青霉素 G 钾盐引起局部疼痛
D. 眼科检查用后马托品瞳孔扩大
E. 失眠患者服地西泮后出现嗜睡

21. 治疗疾病时用药量（　　）
A. 一般不超过极量　B. 不必考虑极量　C. 必要时可超过极量
D. 绝对不应超过极量　E. 一律用治疗量

22. 药物与受体结合的特性有（　　）
A. 特异性　B. 灵敏性　C. 可逆性
D. 饱和性　E. 竞争性

23. 三致作用包括（　　）
A. 致癌　B. 致畸　C. 致突变
D. 致残　E. 致死

二、简答题

1. 药物的不良反应有哪些？
2. 什么是量效曲线？有何意义？

第三章　药物代谢动力学

一、选择题

【A 型题】

1. 药物的肝肠循环可影响（　　）
   A. 药物作用发生的快慢　B. 药物的药理活性　C. 药物作用持续时间
   D. 药物的分布　E. 药物的代谢
2. 药物的半衰期长，则说明该药（　　）
   A. 作用快　B. 作用强　C. 吸收多
   D. 消除慢　E. 消除快
3. 药物代谢的主要器官是（　　）
   A. 心　B. 肝　C. 肾
   D. 小肠　E. 大肠
4. 药物排泄的主要器官是（　　）
   A. 心　B. 肝　C. 肾
   D. 小肠　E. 大肠
5. 大多数药物通过细胞膜的转运方式是（　　）
   A. 单纯扩散　B. 过滤　C. 易化扩散
   D. 主动转运　E. 吞噬
6. 孕妇用药最容易发生畸胎的时间是（　　）
   A. 妊娠头 1 个月　B. 妊娠头 3 个月　C. 妊娠中期
   D. 妊娠后期　E. 分娩期
7. 下列关于药物排泄的叙述，哪一项是错误的（　　）
   A. 药物经肾小球滤过，经肾小管排出
   B. 有肝肠循环的药物排出时间延长
   C. 有些药物可经肾小管分泌排出
   D. 极性大、水溶性大的药物易排出
   E. 弱酸性药物在酸性尿液中排出多

8. 丙磺舒与青霉素合用，可增加后者的疗效，其原因是（　　）

A. 在杀菌作用上有协同作用

B. 两者竞争肾小管的分泌通道

C. 对细菌代谢有双重阻断作用

D. 延缓抗药性产生

E. 以上都不对

9. 单次给药的时量曲线为（　　）

A. S 形曲线　　B. 双曲线　　C. 直线

D. 抛物线　　E. 锯齿型曲线

10. 休克患者的给药途径是（　　）

A. 口服　　B. 吸入给药　　C. 肌内注射

D. 静脉注射　　E. 皮下注射

11. 药物与药酶诱导剂合用时，剂量应（　　）

A. 增大　　B. 减小　　C. 加倍

D. 减半　　E. 不变

12. 某药半衰期为 6 小时，一天用药 4 次，其达到稳态血药浓度的时间是（　　）

A. 0.5 天　　B. 1 ～ 2 天　　C. 2 ～ 3 天

D. 3 ～ 4 天　　E. 5 天

13. A 药与血浆蛋白结合力较强的 B 药物同时应用，则 A 药（　　）

A. 结合型药物增加，药理活性增加

B. 结合型药物减少，药理活性下降

C. 游离型药物增加，药理活性增加

D. 游离型药物减少，药理活性下降

E. 以上都不是

14. 首关消除是指（　　）

A. 药物为胃酸破坏，使进入体循环的药量减少

B. 药物为唾液中的酶破坏，使进入胃肠道的药量减少

C. 药物通过肝脏时发生转化灭活，使进入体循环的药量减少

D. 药物进入血液后与血浆蛋白结合，使游离型药物浓度下降

E. 药物部分被排出而使血中药量减少

15. 下列哪种给药方式存在首关消除（　　）

A. 舌下含化　　B. 直肠给药　　C. 口服

D. 肌内注射　　E. 静脉注射

16. 首剂加倍给药，几个半衰期达到稳态血药浓度（　　）

A. 1 个　　B. 2 个　　C. 3 个

D. 4 个　　E. 5 个

【X 型题】

17. 肾功能不全时，应慎用（　　）

A. 所有的药物　　B. 主要从肾排泄的药物　　C. 主要在肝代谢的药物

D. 自胃肠吸收的药物　　E. 对肾有损害的药物

18. 促进药物吸收的理化性质有（　　）

A. 分子小　　B. 解离度高　　C. 解离度低

D. 脂溶性高　　E. 脂溶性低

19. 舌下给药的特点是（　　）

A. 可避免首关消除　　B. 无肝肠循环　　C. 可避免胃酸的破坏

D. 吸收慢　　E. 只适用于脂溶性高、用量小的某些药物

20. 影响药物分布的因素有（　　）

A. 药物的理化性质和体液的 pH

B. 药物与血浆蛋白结合率

C. 药物与组织的亲和力

D. 体内特殊屏障

E. 给药途径

21. 药物与血浆蛋白结合后具有下列特点（　　）

A. 分子变大，不易跨膜转运

B. 暂时失去药理活性

C. 不能被代谢，不易排泄

D. 药理作用增强

E. 药理作用减弱

22. 药物在体内转化的方式有（　　）

A. 氧化　　B. 还原　　C. 水解

D. 溶解　　E. 结合

23. 药物经生物转化后，可出现的情况有（　　）

A. 多数药物被灭活　　B. 少数药物被活化　　C. 脂溶性增加

D. 极性增加　　E. 形成代谢产物

24. 两种以上药物联用的目的是（　　）

A. 增加药物用量　　B. 减少不良反应　　C. 减少特异质反应发生

D. 增加疗效　　E. 增加药物溶解度

25. 药物的体内过程包括（　　）

A. 吸收　　B. 分布　　C. 代谢

D. 排泄　　　　　　　　E. 结合

二、简答题

1. 阐述血浆半衰期及其临床意义。
2. 肝、肾功能不全时，用药应注意什么？
3. 静脉给药有何优、缺点？

第四章　影响药物作用的因素

一、选择题

【A 型题】

1. 影响药物作用的因素（　　）
   A. 年龄和性别　B. 体重　C. 给药时间
   D. 病理状态　E. 以上都是
2. 起效最快的给药途径是（　　）
   A. 口服　B. 皮下注射　C. 肌内注射
   D. 静脉注射　E. 皮肤黏膜给药
3. 病原微生物对抗生素的敏感性降低的现象称为（　　）
   A. 耐受性　B. 耐药性　C. 成瘾性
   D. 习惯性　E. 快速耐受性
4. 联合用药难解决的问题是（　　）
   A. 协同作用　B. 拮抗作用　C. 配伍禁忌
   D. 个体差异　E. 多种用药目的
5. 下列哪种药物给药途径不同，其作用的性质也不同（　　）
   A. 阿托品　B. 肾上腺素　C. 硫酸镁
   D. 酮替芬　E. 肝素
6. 长期用药，机体对药物产生了依赖性，一旦停药出现戒断症状，称为（　　）
   A. 习惯性　B. 耐受性　C. 过敏性
   D. 成瘾性　E. 高敏性
7. 某药口服后只有少部分进入体循环，较确切的表述是（　　）
   A. 吸收少　B. 被消化液破坏多　C. 生物利用度低
   D. 效价低　E. 排泄快
8. 当反复多次用某种药物时，患者对该药的敏感性降低称为（　　）
   A. 抗药性　B. 习惯性　C. 依赖性
   D. 成瘾性　E. 耐受性

9. 服麻黄碱 2 ～ 3 天后对哮喘不再有效的原因是（　　）

A. 致敏性　　B. 耐受性　　C. 抗药性

D. 耐药性　　E. 快速耐受性

10. 两种药物联合应用，其作用大于各药单独作用的和，这种作用称（　　）

A. 增强作用　　B. 相加作用　　C. 协同作用

D. 互补作用　　E. 拮抗作用

11. 安慰剂是指（　　）

A. 用作参考比较的药物

B. 可产生镇静、抗焦虑作用的药物

C. 可增强疗效的药物

D. 可减弱疗效的药物

E. 外观和口味与药物相同、不含药理活性成分的物质

12. 药物的配伍禁忌是指（　　）

A. 肝药酶活性的抑制作用

B. 药物吸收后和血浆蛋白结合过度

C. 体外配伍过程中发生的物理或化学反应

D. 在体内药物间产生拮抗作用

E. 以上都不是

【B 型题】

A. 协同作用　　B. 竞争结合血浆蛋白　　C. 诱导肝药酶

D. 竞争性对抗　　E. 减少吸收

13. 苯巴比妥与双香豆素合用可产生（　　）

14. 维生素 K 与双香豆素合用可产生（　　）

15. 肝素与双香豆素合用可产生（　　）

16. 保泰松与双香豆素合用可产生（　　）

二、简答题

1. 简述影响药物作用的主要因素。

2. 长期用药可能引起的机体反应性变化有哪些？

第五章　传出神经系统药物概论

一、选择题

【A 型题】

1. 传出神经按递质不同主要分为（　　）
   A. 交感神经和副交感神经　B. 中枢神经和外周神经　C. 运动神经和感觉神经
   D. 节前纤维和节后纤维　E. 胆碱能神经和去甲肾上腺素能神经
2. 神经递质去甲肾上腺素（NA）消除的主要方式是（　　）
   A. 被胆碱酯酶（AchE）破坏
   B. 被单胺氧化酶（MAO）破坏
   C. 被儿茶酚胺氧位甲基转移酶（COMT）破坏
   D. 被肝药酶破坏
   E. 被神经末梢再摄取（摄取 1）
3. 神经递质乙酰胆碱（Ach）消除的主要方式是（　　）
   A. 被胆碱酯酶（AchE）破坏
   B. 被单胺氧化酶（MAO）破坏
   C. 被儿茶酚胺氧位甲基转移酶（COMT）破坏
   D. 被肝药酶破坏
   E. 被神经末梢再摄取（摄取 1）
4. 胆碱能神经兴奋可引起（　　）
   A. 支气管平滑肌松弛　B. 骨骼肌舒张　C. 瞳孔缩小
   D. 心脏收缩力增强　E. 腺体分泌减少
5. 多数交感神经节后纤维释放的递质是（　　）
   A. 乙酰胆碱　B. 去甲肾上腺素　C. 胆碱酯酶
   D. 单胺氧化酶　E. 儿茶酚胺氧位甲基转移酶
6. 以下哪种神经纤维不是胆碱能神经（　　）
   A. 交感神经节前纤维　B. 大部分交感神经节后纤维　C. 副交感神经节前纤维
   D. 副交感神经节后纤维　E. 运动神经纤维

7. 心脏上主要的肾上腺素受体是（　　）

A. M 受体　　B. N 受体　　C. α_1 受体

D. β_1 受体　　E. β_2 受体

8. 皮肤黏膜、内脏血管平滑肌上，主要的肾上腺素受体是（　　）

A. M 受体　　B. N 受体　　C. α_1 受体

D. β_1 受体　　E. β_2 受体

9. 支气管平滑肌上主要的肾上腺素受体是（　　）

A. M 受体　　B. N 受体　　C. α_1 受体

D. β_1 受体　　E. β_2 受体

10. 胃肠、膀胱平滑肌上的胆碱受体是（　　）

A. M 受体　　B. N_1 受体　　C. N_2 受体

D. α 受体　　E. β 受体

11. 神经节上的胆碱受体是（　　）

A. M 受体　　B. N_1 受体　　C. N_2 受体

D. α 受体　　E. β 受体

12. 骨骼肌运动终板上的胆碱受体是（　　）

A. M 受体　　B. N_1 受体　　C. N_2 受体

D. α 受体　　E. β 受体

13. 能选择性地与毒蕈碱结合的胆碱受体称为（　　）

A. M 受体　　B. N 受体　　C. α 受体

D. β 受体　　E. DA 受体

14. 能选择性地与烟碱结合的胆碱受体称为（　　）

A. M 受体　　B. N 受体　　C. α 受体

D. β 受体　　E. DA 受体

15. 副交感神经节后纤维所支配的效应器上的受体是（　　）

A. M 受体　　B. N 受体　　C. α 受体

D. β 受体　　E. DA 受体

【X 型题】

16. 去甲肾上腺素能神经不包括（　　）

A. 运动神经纤维　　B. 副交感神经节前纤维　　C. 副交感神经节后纤维

D. 交感神经节前纤维　　E. 大部分交感神经节后纤维

17. 能与 Ach 结合的受体有（　　）

A. M 受体　　B. N 受体　　C. α 受体

D. β 受体　　E. DA 受体

18. 能与 NA 结合的受体有（　　）

A. M 受体　　B. N 受体　　C. α 受体

D. β 受体　　E. DA 受体

19. 突触前膜上的受体有（　　）

A. M 受体　　B. $α_1$ 受体　　C. $α_2$ 受体

D. $β_1$ 受体　　E. $β_2$ 受体

二、简答题

1. α 受体阻断药、β 受体阻断药均可使血压下降，二者有何不同？

2. 简述拟胆碱药的分类，各举一代表药物。

第六章　胆碱受体激动药和胆碱酯酶抑制药

一、选择题

【A 型题】

1. 毛果芸香碱对眼睛的作用表现是（　　）
   A. 瞳孔缩小，升高眼内压，调节痉挛
   B. 瞳孔缩小，降低眼内压，调节痉挛
   C. 瞳孔扩大，升高眼内压，调节麻痹
   D. 瞳孔扩大，降低眼内压，调节麻痹
   E. 瞳孔缩小，降低眼内压，调节麻痹
2. 治疗重症肌无力选用（　　）
   A. 阿托品　　B. 肾上腺素　　C. 毛果芸香碱
   D. 新斯的明　　E. 去甲肾上腺素
3. 直接兴奋 M 受体、治疗青光眼的药物是（　　）
   A. 新斯的明　　B. 毒扁豆碱　　C. 毛果芸香碱
   D. 加兰他敏　　E. 溴吡斯的明
4. 治疗肠麻痹的主要药物是（　　）
   A. 毒扁豆碱　　B. 毛果芸香碱　　C. 新斯的明
   D. 阿托品　　E. 山莨菪碱
5. 对新斯的明的叙述，哪项是错误的（　　）
   A. 对骨骼肌兴奋作用特别强
   B. 对胃肠和膀胱平滑肌兴奋作用较强
   C. 不易透过血脑屏障，毒性较低
   D. 可治疗阵发性室上性心动过速
   E. 可治疗机械性肠梗阻
6. 有机磷酸酯类农药中毒的机理是（　　）
   A. 促进乙酰胆碱的合成、释放
   B. 直接激动胆碱受体

C. 抑制磷酸二酯酶的活性
D. 抑制胆碱酯酶的活性
E. 抑制腺苷酸环化酶活性

7. 有机磷农药中毒用阿托品解救时不能消除的症状是（　　）
A. 流涎　　B. 心动过缓　　C. 瞳孔缩小
D. 骨骼肌震颤　　E. 大小便失禁

8. 用新斯的明后，受其影响最明显的部位是（　　）
A. 支气管　　B. 血管　　C. 腺体
D. 眼　　E. 骨骼肌

9. 氯解磷定解救有机磷酸酯类中毒的机制是（　　）
A. 阻断 M 胆碱受体
B. 阻断 N 胆碱受体
C. 直接对抗乙酰胆碱
D. 使失活胆碱酯酶恢复活性
E. 使乙酰胆碱酯酶活性受到抑制

10. 解救有机磷酸酯类中毒时尽早使用氯解磷定的原因是（　　）
A. 氯解磷定难以进入组织细胞内
B. 其不易与磷酰化胆碱酯酶结合
C. 促进有机磷酸酯与胆碱酯酶结合
D. 避免胆碱酯酶发生“老化”
E. 体内胆碱酯酶的合成已经受到抑制

11. 急性有机磷中毒患者出现呼吸困难、口唇青紫、呼吸道分泌物增多时，应立即静脉注射的药物是（　　）
A. 碘解磷定　　B. 阿托品　　C. 氨茶碱
D. 哌替啶　　E. 氢化可的松

12. 毛果芸香碱可解救下列哪类药物中毒（　　）
A. 呋塞米　　B. 酚妥拉明　　C. 阿托品
D. 新斯的明　　E. 肾上腺素

【X 型题】

13. 毛果芸香碱对眼的作用（　　）
A. 缩瞳　　B. 扩瞳　　C. 升高眼压
D. 降低眼压　　E. 远视力障碍

14. 新斯的明可用于治疗（　　）
A. 术后腹气胀和尿潴留

B. 胃肠平滑肌痉挛

C. 重症肌无力

D. 阵发性室上性心动过速

E. 缓慢性心律失常

15. 有机磷酸酯类农药中毒的 M 样症状有（　　）

A. 瞳孔缩小　　B. 腹痛　　C. 唾液分泌增多

D. 瞳孔扩大　　E. 呼吸困难

16. 具有降低眼压作用可治疗青光眼的药物有（　　）

A. 毒扁豆碱　　B. 山莨菪碱　　C. 毛果芸香碱

D. 新斯的明　　E. 东莨菪碱

17. 新斯的明具有很强的兴奋骨骼肌作用，主要机理有（　　）

A. 抑制胆碱酯酶

B. 兴奋运动神经

C. 促进运动神经末梢释放 Ach

D. 直接抑制骨骼肌运动终极的 N_2-R

E. 直接激动骨骼肌运动终极的 N_2-R

18. 下列有机磷酸酯类中毒的症状中，阿托品应用后能缓解的有哪些（　　）

A. 大汗淋漓

B. 骨骼肌震颤

C. 恶心、呕吐、腹痛、腹泻

D. 心率减慢

E. 呼吸困难

19. 解救有机磷酸酯类中毒的解毒药包括（　　）

A. 阿托品　　B. 肾上腺素　　C. 去甲肾上腺素

D. 氯解磷定　　E. 新斯的明

20. 以下属于胆碱酯酶复活药的是（　　）

A. 新斯的明　　B. 琥珀胆碱　　C. 氯解磷定

D. 筒箭毒碱　　E. 碘解磷定

二、简答题

1. 为什么毛果芸香碱可用于青光眼的治疗？

2. 简述新斯的明的作用机制及主要临床用途。

三、病例分析

李某，女，30 岁，因与家人争吵，自服农药，随后口吐白沫，呼吸困难，紧急入院。入院时神志呈昏迷状态，对光反射消失，面色灰暗，口唇发绀，全身湿冷，口吐白沫，大小便失禁，双肺呼吸声低，心率快，频发期前收缩，血氧饱和度 65%。查体：体温 35℃，脉搏 136 次 / 分，呼吸 14 次 / 分，血压 94/62mmHg。诊断为有机磷酸酯类急性中毒。

讨论：

1. 针对此患者的抢救原则是什么？

2. 具体可选用哪些抢救药物？

第七章　胆碱受体阻断药

一、选择题

【A 型题】

1. 阿托品的作用机制是（　　）
   A. 激动 M 受体　B. 阻断 M 受体　C. 激动 N 受体
   D. 阻断 N 受体　E. 阻断 M、N 受体
2. 大剂量阿托品抗休克的主要原因是（　　）
   A. 收缩血管，升高血压
   B. 兴奋心脏，输出血量增加
   C. 扩张血管，改善微循环
   D. 扩张支气管，缓解呼吸困难
   E. 以上均不是
3. 阿托品对内脏平滑肌松弛作用最显著的是（　　）
   A. 子宫平滑肌
   B. 支气管平滑肌
   C. 胃肠道平滑肌强烈痉挛时
   D. 胃肠道括约肌
   E. 胆道、输尿管平滑肌
4. 对胆绞痛可选用（　　）
   A. 阿托品和多巴胺合用　B. 阿托品和新斯的明合用　C. 东莨菪碱和哌替啶合用
   D. 阿托品和哌替啶合用　E. 东莨菪碱和毒扁豆碱合用
5. 作为麻醉辅助用药，以协助骨骼肌松弛的药物是（　　）
   A. 阿托品　B. 东莨菪碱　C. 麻黄碱
   D. 肾上腺素　E. 琥珀胆碱
6. 解除胃肠平滑肌痉挛性疼痛常选用（　　）
   A. 东莨菪碱　B. 山莨菪碱　C. 溴丙胺太林
   D. 后马托品　E. 以上均不是

7. 阿托品抑制腺体分泌，最敏感的是（　　）
A. 呼吸道腺体　　B. 泪腺　　C. 肠腺
D. 汗腺和唾液腺　　E. 胃腺
8. 阿托品用于麻醉前给药的主要目的是（　　）
A. 防止休克　　B. 解除胃肠道痉挛　　C. 抑制呼吸道腺体分泌
D. 抑制排便、排尿　　E. 协助松弛骨骼肌
9. 阿托品过量中毒时可用（　　）解救
A. 毛果芸香碱　　B. 东莨菪碱　　C. 山莨菪碱
D. 琥珀胆碱　　E. 溴丙胺太林
10. 青光眼患者禁用（　　）
A. 毛果芸香碱　　B. 甘露醇　　C. 新斯的明
D. 阿托品　　E. 毒扁豆碱
11. 山莨菪碱突出的特点是（　　）
A. 有中枢兴奋作用　　B. 抑制腺体分泌作用强　　C. 扩瞳作用强
D. 抗晕动作用强　　E. 缓解内脏平滑肌和小血管痉挛作用强
12. 晕车、晕船者可在上车、上船前半小时口服（　　）
A. 东莨菪碱　　B. 山莨菪碱　　C. 阿托品
D. 后马托品　　E. 毛果芸香碱

【B 型题】

A. 氯解磷定　　B. 山莨菪碱　　C. 东莨菪碱
D. 后马托品　　E. 哌仑西平
13. 一般用于眼科检查的是（　　）
14. 对血管平滑肌的解痉作用较强，常用于感染性休克的是（　　）
15. 可用于有机磷农药中毒肌震颤的是（　　）

【X 型题】

16. 可作为麻醉前给药的是（　　）
A. 哌仑西平　　B. 东莨菪碱　　C. 山莨菪碱
D. 安贝氯铵　　E. 阿托品
17. 阿托品可用于（　　）
A. 缓慢型心律失常　　B. 胃肠绞痛　　C. 感染性休克
D. 前列腺肥大　　E. 麻醉前给药
18. 阿托品对眼的作用（　　）
A. 缩瞳　　B. 扩瞳　　C. 升高眼压

D. 降低眼压　　　　　E. 近视力障碍

二、简答题

1. 简述阿托品的主要药理作用。
2. 简述山莨菪碱的药理作用特点和临床用途。

三、处方分析

刘某，男，37 岁。喝酒后突然感到右上腹疼痛，疼痛放射到右肩部，伴有恶心、呕吐。患者疼痛难忍，捧腹弯腰、面色苍白、大汗淋漓。诊断为胆绞痛（原因待查），医生处方如下。请问该处方是否合理？为什么？

Rp：

硫酸阿托品注射液　　0.5mg × 2

Sig.　　0.5mg　　b.i.d　　i.m

第八章　肾上腺素受体激动药

一、选择题

【A 型题】

1. 肾上腺素是抢救何种休克的首选药（　　）
   A. 感染性休克　B. 心源性休克　C. 过敏性休克
   D. 出血性休克　E. 神经源性休克
2. 心脏骤停，应用复苏药物首选（　　）
   A. 普萘洛尔　B. 肾上腺素　C. 麻黄碱
   D. 多巴胺　E. 间羟胺
3. 注射青霉素前需准备好的急救药品是（　　）
   A. 肾上腺素　B. 阿托品　C. 多巴胺
   D. 麻黄碱　E. 间羟胺
4. 肾上腺素的升压作用可被哪类药翻转（　　）
   A.M 受体阻断药　B.N 受体阻断药　C. α 受体阻断药
   D. β 受体阻断药　E. 以上都不对
5. 漏出血管外易引起组织缺血坏死的药物是（　　）
   A. 肾上腺素　B. 麻黄碱　C. 阿托品
   D. 间羟胺　E. 去甲肾上腺素
6. 支气管哮喘急性发作时，应选用（　　）
   A. 去甲肾上腺素　B. 异丙肾上腺素　C. 麻黄碱
   D. 间羟胺　E. 多巴胺
7. 为了延长局麻药的局麻作用和减少不良反应，局麻药中可加入（　　）
   A. 肾上腺素　B. 去甲肾上腺素　C. 异丙肾上腺素
   D. 阿托品　E. 多巴胺
8. 治疗上消化道出血可口服（　　）
   A. 肾上腺素　B. 去甲肾上腺素　C. 麻黄碱

D. 间羟胺　E. 多巴胺

9. 可升高血压而减慢心率的药物是（　　）

A. 肾上腺素　B. 去甲肾上腺素　C. 异丙肾上腺素

D. 麻黄碱　E. 多巴胺

10. 用于缓解鼻炎、鼻窦炎出现的鼻黏膜充血水肿，选用的滴鼻药是（　　）

A. 肾上腺素　B. 去甲肾上腺素　C. 异丙肾上腺素

D. 麻黄碱　E. 多巴胺

11. 多巴胺使肾血管、冠脉扩张的原因是（　　）

A. 兴奋 α 受体　B. 兴奋 β_1 受体　C. 兴奋 β_2 受体

D. 兴奋 M 受体　E. 兴奋多巴胺受体

12. 防治蛛网膜下腔麻醉或硬膜外麻醉所致的低血压应选择（　　）

A. 肾上腺素　B. 异丙肾上腺素　C. 麻黄碱

D. 阿托品　E. 间羟胺

13. 尿量减少伴心收缩力减弱的感染中毒性休克宜选用（　　）

A. 肾上腺素　B. 去甲肾上腺素　C. 麻黄碱

D. 多巴胺　E. 去氧肾上腺素

14. 静脉滴注剂量过大易致肾衰竭的药物是（　　）

A. 肾上腺素　B. 去甲肾上腺素　C. 异丙肾上腺素

D. 麻黄碱　E. 多巴胺

15. 下列叙述错误的是（　　）

A. 多巴胺激动 α、β_1 和多巴胺受体

B. 异丙肾上腺素激动 β_1 和 β_2 受体

C. 麻黄碱激动 α、β_1、β_2 受体

D. 去甲肾上腺素激动 α、β_2 受体

E. 肾上腺素激动 α、β 受体

16. 下列何者不是肾上腺素的禁忌证（　　）

A. 高血压　B. 糖尿病　C. 心搏骤停

D. 甲亢　E. 器质性心脏病

17. 高血压患者不应使用的药物是（　　）

A. 异丙肾上腺素　B. 去甲肾上腺素　C. 多巴酚丁胺

D. 阿托品　E. 多巴胺

18. 对去甲肾上腺素引起的局部组织缺血坏死的防治方法是（　　）

A. 多巴胺静脉注射　B. 异丙肾上腺素静脉注射　C. 阿托品静脉注射

D. 酚妥拉明局部注射　E. 以上均不是

19. 不属于多巴胺的作用特点是（　　）

A. 扩张肾血管

B. 收缩皮肤黏膜血管

C. 中枢作用不明显

D. 加强心肌收缩力，很少引起心律失常

E. 扩张内脏血管，改善微循环

20. 患者，男，37 岁，在心脏手术过程中突然发生Ⅲ度房室传导阻滞，此时该做何紧急处置（　　）

A. 静脉注射新斯的明　B. 静脉滴注异丙肾上腺素　C. 静脉注射肾上腺素

D. 静脉滴注山莨菪碱　E. 静脉滴注去甲肾上腺素

【X 型题】

21. 肾上腺素抢救过敏性休克的理论依据有（　　）

A. 兴奋心脏，增加心排血量

B. 扩张支气管，解除呼吸困难症状

C. 收缩血管，升高血压

D. 抑制过敏介质释放

E. 作用快、强，使用方便

22. 去甲肾上腺素引起局部组织缺血坏死时应采取的措施有（　　）

A. 静脉滴注阿托品　B. 局部热敷　C. 普鲁卡因局部封闭

D. 局部注射酚妥拉明　E. 调换注射部位

二、简答题

1. α 受体阻断药引起的低血压为什么不能用肾上腺素升压？应选用何药？

2. 简述肾上腺素用于抢救过敏性休克的理论依据。

三、病例分析

患者，女，12 岁，因发热、咽痛就诊。查体：体温 39℃，双侧扁桃体Ⅱ度肿大，诊断为急性扁桃体炎，决定用青霉素治疗。青霉素皮试（－），但注射后患者突感呼吸困难、心慌、胸闷、四肢发凉，随后出现烦躁不安、神志不清。

讨论：

1. 出现上述情况最可能的原因是什么？

2. 首选何药抢救？为什么？

第九章　肾上腺素受体阻断药

一、选择题

【A 型题】

1. 下列何药可用于治疗外周血管痉挛性疾病（　　）
   A. 阿托品　　B. 肾上腺素　　C. 普萘洛尔
   D. 酚妥拉明　　E. 间羟胺
2. 伴有哮喘的心绞痛患者禁用的药物是（　　）
   A. 硝酸甘油　　B. 硝苯地平　　C. 普萘洛尔
   D. 维拉帕米　　E. 地尔硫䓬
3. 下列何药可诱发或加重支气管哮喘（　　）
   A. 肾上腺素　　B. 间羟胺　　C. 普萘洛尔
   D. 酚妥拉明　　E. 酚苄明
4. 下面哪种情况禁用 β 受体阻断药（　　）
   A. 过速性心律失常　　B. 心绞痛　　C. 高血压
   D. 甲亢　　E. 房室传导阻滞
5. 纠正酚妥拉明过量引起的血压骤降的药物是（　　）
   A. 肾上腺素　　B. 异丙肾上腺素　　C. 去甲肾上腺素
   D. 普萘洛尔　　E. 多巴胺
6. 对肾上腺嗜铬细胞瘤的诊断性治疗可选用（　　）
   A. 普萘洛尔　　B. 酚妥拉明　　C. 异丙肾上腺素
   D. 肾上腺素　　E. 多巴胺
7. 酚妥拉明兴奋心脏的机制主要是（　　）
   A. 直接兴奋心肌细胞　　B. 兴奋心脏的 β_1 受体　　C. 阻断心脏的 β_1 受体
   D. 反射性兴奋交感神经　　E. 直接兴奋交感神经中枢
8. 用酚妥拉明治疗休克，给药前必须注意（　　）
   A. 吸氧　　B. 心电监护　　C. 测血压
   D. 测体温　　E. 补足血容量

9. 能够同时阻断 α 受体和 β 受体的药物是（　　）

A. 普萘洛尔　　B. 吲哚洛尔　　C. 拉贝洛尔

D. 阿替洛尔　　E. 美托洛尔

10. 能对抗去甲肾上腺素缩血管作用的药物是（　　）

A. 普萘洛尔　　B. 阿托品　　C. 酚妥拉明

D. 多巴胺　　E. 麻黄碱

11. 下列心律失常中，普萘洛尔治疗效果最好的是（　　）

A. 窦性心动过速　　B. 室性期前收缩　　C. 阵发性室上性心动过速

D. 室性心动过速　　E. 心房颤动

12. 酚妥拉明治疗心力衰竭的机制（　　）

A. 扩张血管，减轻心脏前、后负荷

B. 利尿消肿

C. 直接加强心收缩力

D. 降低心肌耗氧量

E. 抑制交感神经功能

13. 具有 β 受体阻断作用的药物是（　　）

A. 酚妥拉明　　B. 氯丙嗪　　C. 妥拉苏林

D. 酚苄明　　E. 普萘洛尔

14. 酚妥拉明不可用于治疗（　　）

A. 肢端动脉痉挛

B. 感染性休克

C. 冠心病

D. 顽固性充血性心力衰竭

E. 对抗去甲肾上腺素引起的局部组织缺血

15. 某患者，女，因肺炎、感染性休克急诊入院，立即给予青霉素和去甲肾上腺素静脉滴注，一会儿发现局部皮肤苍白、发凉、疼痛，此时应给予何药局部注射（　　）

A. 酚妥拉明　　B. 间羟胺　　C. 妥拉苏林

D. 酚苄明　　E. 美卡拉明

16. 酚妥拉明所致直立性低血压，其防治措施错误的是（　　）

A. 注射后静卧 30 分钟　　B. 缓慢改变体位　　C. 注射间羟胺

D. 注射肾上腺素　　E. 采取头低脚高位

【X 型题】

17. 普萘洛尔的禁忌证是（　　）

A. 过速型心律失常　　B. 心绞痛　　C. 甲状腺功能亢进

D. 严重心衰　　E. 支气管哮喘

18. 下列哪些药物可用于治疗青光眼（　　）

A. 噻吗洛尔　　B. 酚妥拉明　　C. 毛果芸香碱

D. 肾上腺素　　E. 多巴胺

二、简答题

1. 简述酚妥拉明的临床用途。
2. 简述普萘洛尔的药理作用和临床用途。

三、病例分析

患者，女，35 岁，性格内向。近 1 年来双侧手指出现苍白、发紫、疼痛等症状来院就诊。患者自述在情绪激动或寒冷刺激时，四肢厥冷，双手腕以下对称性发绀加重，触之冰冷，感指端麻木、疼痛，手指不可屈伸，并伴有畏寒。诊断为雷诺病。

讨论：可选何种药物治疗？说明用药理由。

第十章　麻醉药

一、选择题

【A 型题】

1. 用氟烷吸入麻醉时应禁用（　　）

A. 地西泮　　B. 肾上腺素　　C. 氯丙嗪

D. 阿托品　　E. 苯巴比妥

2. 硫喷妥钠静脉麻醉的最大缺点是（　　）

A. 麻醉深度不够　　B. 兴奋期太长　　C. 易引起缺氧

D. 易产生呼吸抑制　　E. 易发生心律失常

3. 不属于麻醉前给药的目的是（　　）

A. 消除患者紧张情绪　　B. 增强麻醉效果　　C. 减少麻醉药用量

D. 防止不良反应　　E. 预防麻醉药过敏反应

4. 利多卡因慎用于（　　）

A. 浸润麻醉　　B. 表面麻醉　　C. 阻滞麻醉

D. 腰麻　　E. 硬膜外麻醉

5. 除局麻作用外，还有抗心律失常作用的药物是（　　）

A. 丁卡因　　B. 利多卡因　　C. 普鲁卡因

D. 丁哌卡因　　E. 辛可待因

6. 普鲁卡因产生局麻作用的机制是（　　）

A. 阻断 Na^+ 内流　　B. 阻断 Ca^{2+} 内流　　C. 阻断 K^+ 外流

D. 阻止 Cl^- 内流　　E. 阻断 Ach 释放

7. 局麻药液中禁止加入肾上腺素的情况是（　　）

A. 面部手术　　B. 胸部手术　　C. 下腹部手术

D. 指、趾末端手术　　E. 颈部手术

8. 腰麻及硬膜外麻醉时常合用麻黄碱，其目的是防止局麻药（　　）

A. 抑制呼吸　　B. 引起低血压　　C. 引起心律失常
D. 导致呼吸过快　　E. 引起支气管痉挛

9. 需做皮肤过敏试验的局麻药是（　　）
A. 丁卡因　　B. 利多卡因　　C. 普鲁卡因
D. 丁哌卡因　　E. 普鲁卡因胺

10. 局麻药与全麻药不同之处在于患者不会失去（　　）
A. 痛觉　　B. 温觉　　C. 触觉
D. 压觉　　E. 意识

11. 丁卡因常用作表面麻醉是因为（　　）
A. 局麻效力强　　B. 毒性较大　　C. 对黏膜的穿透力强
D. 作用持久　　E. 比较安全

12. 某患者，女，18 岁，患睑内翻与倒睫，需行手术矫正，手术时可用（　　）麻醉
A. 丁卡因　　B. 利多卡因　　C. 普鲁卡因
D. 丁哌卡因　　E. 普鲁卡因胺

13. 王某，女，55 岁，患有三叉神经痛，每次疼痛发作突然，呈阵发性电击样疼痛，常从面颊、上颌或舌前部开始，很快扩散，疼痛剧烈难以忍受。现若行局部封闭，宜选用（　　）
A. 丁卡因　　B. 利多卡因　　C. 普鲁卡因
D. 丁哌卡因　　E. 普鲁卡因胺

【B 型题】

A. 丁卡因　　B. 普鲁卡因　　C. 利多卡因
D. 乙醚　　E. 硫喷妥钠

14. 有全能麻醉药之称的药物是（　　）
15. 不宜用于表面麻醉的药物是（　　）
16. 不宜用于浸润麻醉的药物是（　　）

【X 型题】

17. 局麻药吸收过量可引起（　　）
A. 血压升高　　B. 心动过缓　　C. 心肌收缩力减弱
D. 呼吸麻痹　　E. 中枢神经系统先兴奋后抑制

18. 防止局麻药中毒应采取的方法（　　）
A. 局麻前先注射肾上腺素，防止血压下降
B. 严格掌握剂量，限制总量

C. 采用最低有效浓度，分次注入

D. 局麻药液中加入微量血管收缩药

E. 腰麻时掌握药物比重，调控患者体位及麻醉水平

二、简答题

1. 临床在使用局部麻醉药做浸润麻醉时，常加入适量肾上腺素的目的是什么？

2. 简述普鲁卡因的临床用途及用药注意事项。

三、病例分析

患者，男，25 岁，左侧中指掌侧面脓肿，需在局部麻醉药下切开排脓，医生欲将 0.5% 普鲁卡因注射液 10mL 加入少量肾上腺素进行局部浸润麻醉。

讨论：请问此种治疗方案是否合理？为什么？

第十一章 镇静催眠药

一、选择题

【A 型题】

1. 苯二氮草类的作用原理是（ ）
   A. 增强多巴胺能神经的功能
   B. 增强去甲肾上腺素能神经的功能
   C. 稳定细胞膜，减小 Cl^- 内流
   D. 抑制 γ－氨基丁酸能神经传递功能
   E. 增强 γ－氨基丁酸能神经的功能和突触的抑制效应，增加 Cl^- 内流
2. 对癫痫持续状态首选的药物是（ ）
   A. 异戊巴比妥　B. 苯巴比妥　C. 劳拉西泮
   D. 地西泮　E. 水合氯醛
3. 有关地西泮的叙述，哪项是错误的（ ）
   A. 可用于治疗癫痫大发作　B. 具有抗惊厥作用　C. 具有抗抑郁作用
   D. 不影响快动眼睡眠时相　E. 具有镇静催眠和抗焦虑作用
4. 水合氯醛用于小儿高热惊厥，常采用的给药方法（ ）
   A. 静脉注射　B. 稀释后口服　C. 稀释后灌肠
   D. 肌内注射　E. 皮下注射
5. 巴比妥类药物中毒致死的主要原因是（ ）
   A. 肝功能损害　B. 呼吸中枢麻痹　C. 肾功能损害
   D. 循环衰竭　E. 继发感染
6. 能消除患者对手术不愉快记忆的药物（ ）
   A. 劳拉西泮　B. 奥沙西泮　C. 艾司唑仑
   D. 阿普唑仑　E. 地西泮
7. 具有镇静、催眠、抗惊厥、抗癫痫作用的药物是（ ）
   A. 苯巴比妥　B. 异戊巴比妥　C. 司可巴比妥
   D. 硫喷妥钠　E. 以上皆否

8. 治疗巴比妥类中毒时，下列哪项措施是错误的（　　）

A. 静脉滴注氯化铵　　B. 静脉滴注碳酸氢钠　　C. 维持呼吸、循环

D. 必要时给呼吸兴奋药　　E. 用利尿药加速药物排泄

9. 主要用作静脉麻醉的药物是（　　）

A. 苯巴比妥　　B. 异戊巴比妥　　C. 司可巴比妥

D. 硫喷妥钠　　E. 以上都不是

10. 地西泮不用于（　　）

A. 麻醉前给药　　B. 焦虑症或焦虑性失眠　　C. 高热惊厥

D. 癫痫持续状态　　E. 诱导麻醉

11. 巴比妥类药物的作用不包括（　　）

A. 镇静　　B. 抗抑郁　　C. 催眠

D. 抗惊厥　　E. 麻醉

12. 下列何药不属于苯二氮䓬类（　　）

A. 艾司唑仑　　B. 地西泮　　C. 水合氯醛

D. 氟西泮　　E. 氯氮䓬

13. 下列哪项不是地西泮的不良反应（　　）

A. 急性中毒　　B. 耐受性　　C. 呼吸抑制

D. 血压升高　　E. 嗜睡、乏力

14. 下列有关巴比妥类药物的叙述，错误的是（　　）

A. 现常用于镇静催眠　　B. 长期应用可产生耐受性　　C. 临床不用于抗焦虑

D. 用量过大可致中毒　　E. 随剂量增加，对中枢神经系统呈现不同程度的抑制

15. 常用于治疗焦虑症的镇静催眠药是（　　）

A. 司可巴比妥　　B. 地西泮　　C. 苯巴比妥

D. 硫喷妥钠　　E. 异戊巴比妥

16. 地西泮对下列哪种病症无效（　　）

A. 失眠　　B. 重症肌无力　　C. 破伤风惊厥

D. 癫痫　　E. 中枢病变引起的肌强直

17. 关于地西泮的叙述，哪项是错误的（　　）

A. 肌内注射吸收慢而不规则

B. 口服治疗量对呼吸和循环影响小

C. 较大剂量易引起全身麻醉

D. 可用于治疗癫痫持续状态

E. 其代谢产物也有生物活性

18. 巴比妥类药物反复应用产生耐受性的原因主要是（　　）

A. 肝代谢减慢

B. 肾排泄加快

C. 血中浓度高

D. 肝药酶诱导作用，加速自身代谢

E. 脂肪组织贮存量增多

19. 张某，男，58 岁，患焦虑失眠症，伴有腰肌劳损、肌强直等表现，应选择以下何药治疗（　　）

A. 司可巴比妥　　B. 艾司唑仑　　C. 劳拉西泮

D. 地西泮　　E. 氟西泮

【B 型题】

A. 司可巴比妥　　B. 地西泮　　C. 苯巴比妥

D. 硫喷妥钠　　E. 水合氯醛

20. 焦虑症的首选药是（　　）

21. 静脉全麻药为（　　）

22. 属于药酶诱导剂的是（　　）

23. 小儿高热所致惊厥，灌肠选用（　　）

二、简答题

1. 苯二氮䓬类与巴比妥类相比，前者的镇静催眠作用有何优点？

2. 试述地西泮的作用机制和药理作用。

三、病例分析

某患者，女，40 岁，某公司业务部骨干，最近作为主要负责人承担一个大型信息化建设项目。自承担项目以来，晚上开始辗转反侧不易入睡，入睡过程常超过 2 小时。但入睡后睡眠质量较好，无起夜和早醒的症状。

讨论：

1. 哪种镇静催眠药物最适合该患者？

2. 失眠特点为易醒早醒、醒后不能入睡的患者，应该选择哪种镇静催眠药？

第十二章　抗癫痫药和抗惊厥药

一、选择题

【A 型题】

1. 下列哪项不符合抗癫痫药的治疗原则（　　）
   A. 从大剂量开始
   B. 单一用药无效者可联合用药
   C. 达疗效后继续正规用药
   D. 连续 3 年无发作后可缓慢减量
   E. 以小剂量维持后停药
2. 对癫痫大发作、小发作、精神运动性发作均可应用的药物是（　　）
   A. 苯巴比妥　B. 乙琥胺　C. 卡马西平
   D. 丙戊酸钠　E. 苯妥英钠
3. 苯妥英钠抗癫痫作用的机制主要是（　　）
   A. 增强中枢抑制功能
   B. 抑制骨骼肌的持续痉挛
   C. 稳定周围正常脑细胞，阻止病灶异常放电的扩散
   D. 抑制脑干网状结构
   E. 抑制 Na^+ 内流，抑制癫痫病灶异常高频放电
4. 具有抗心律失常作用的抗癫痫药（　　）
   A. 丙戊酸钠　B. 苯巴比妥　C. 乙琥胺
   D. 卡马西平　E. 苯妥英钠
5. 卡马西平最适于治疗哪种癫痫（　　）
   A. 局限性发作　B. 精神运动性发作　C. 小发作
   D. 大发作　E. 癫痫持续状态
6. 下列哪项不是苯妥英钠的不良反应（　　）
   A. 牙龈增生　B. 血压升高　C. 过敏反应
   D. 共济失调　E. 巨幼红细胞贫血

7. 苯妥英钠与苯巴比妥相比，其抗癫痫的特点是（　　）

A. 治疗量时无镇静催眠作用

B. 对多种癫痫都有效

C. 刺激性小、作用强

D. 不良反应小

E. 作用出现快

8. 对癫痫小发作无效，甚至使发作次数增加的药物是（　　）

A. 乙琥胺　　B. 地西泮　　C. 苯妥英钠

D. 氯硝西泮　　E. 丙戊酸钠

9. 郑某，女，23 岁，患癫痫大发作 3 年余，某日大发作后持续处于痉挛、抽搐和昏迷状态，医生诊断为癫痫持续状态，宜选用下列何药治疗（　　）

A. 口服地西泮　　B. 口服硝西泮　　C. 静脉注射地西泮

D. 口服阿普唑仑　　E. 口服劳拉西泮

10. 下列哪项不是苯妥英钠的临床用途（　　）

A. 焦虑症　　B. 三叉神经痛　　C. 舌咽神经痛

D. 癫痫大发作　　E. 强心苷中毒所致的心律失常

11. 卡马西平的作用不包括（　　）

A. 抗癫痫　　B. 抗外周神经痛　　C. 抗躁狂

D. 抗抑郁　　E. 抗惊厥

12. 下列有关苯妥英钠的叙述，不正确的是（　　）

A. 碱性强　　B. 不宜肌注给药　　C. 不宜突然停药

D. 口服吸收缓慢而不规则　　E. 用药后头痛、嗜睡

13. 刘某，女，8 岁，近来常有手拿物品落地、两眼凝视等表现，医生诊断为癫痫小发作，常选何药治疗（　　）

A. 氟西泮　　B. 乙琥胺　　C. 奥沙西泮

D. 氯氮䓬　　E. 氯硝西泮

14. 杨某，女，26 岁，在田间劳动时，突然意识丧失，并发出尖叫声，跌倒在地，口吐白沫，全身肌肉强直痉挛等，送往医院后苏醒，医生诊断为癫痫大发作，应选何药治疗（　　）

A. 苯妥英钠　　B. 乙琥胺　　C. 卡马西平

D. 地西泮　　E. 水合氯醛

15. 李某，男，30 岁，刷牙时突然发生左侧面部闪电样剧痛，临床诊断为三叉神经痛，最好选用下列何药治疗（　　）

A. 阿司匹林　　B. 哌替啶　　C. 阿托品

D. 苯妥英钠　　E. 吲哚美辛

【B 型题】

A. 卡马西平　　B. 丙戊酸钠　　C. 地西泮
D. 乙琥胺　　E. 苯妥英钠

16. 癫痫大发作首选（　　）
17. 癫痫小发作首选（　　）
18. 癫痫精神运动性发作首选（　　）
19. 室性心动过速选用（　　）

【X 型题】

20. 以下哪些药物可以用于癫痫大发作（　　）
A. 苯妥英钠　　B. 卡马西平　　C. 苯巴比妥
D. 丙戊酸钠　　E. 扑米酮
21. 以下哪些选项是苯妥英钠的不良反应（　　）
A. 局部刺激　　B. 齿龈增生　　C. 神经系统反应
D. 血液系统反应　　E. 巨幼红细胞贫血
22. 以下哪些药物可以用于癫痫持续状态（　　）
A. 地西泮　　B. 氯硝西泮　　C. 劳拉西泮
D. 苯妥英钠　　E. 苯巴比妥

二、简答题

1. 试列举常见的六种抗癫痫药物及其用途。
2. 简述硫酸镁抗惊厥的作用机制。

三、处方分析

一位患有癫痫大发作的患者，长期用苯妥英钠治疗时并发了严重巨幼红细胞贫血，医生开了以下处方，请分析该处方用药是否合理，为什么？

Rp：
苯妥英钠片　100mg × 100
Sig.　100mg　t.i.d　p.o
叶酸片　5mg × 100
Sig.　10mg　t.i.d　p.o

第十三章　抗帕金森病药

一、选择题

【A 型题】

1. 可治疗震颤麻痹和溢乳症的药物是（　　）
   A. 金刚烷胺　B. 溴隐亭　C. 苯海索
   D. 卡比多巴　E. 左旋多巴
2. 关于左旋多巴，下列叙述不正确的是（　　）
   A. 对轻、中度患者疗效较好
   B. 奏效较慢
   C. 不良反应与外周生成多巴胺有关
   D. 有开关现象
   E. 不会导致心律失常
3. 既有抗震颤麻痹作用，又可用于治疗肝昏迷的药物是（　　）
   A. 苯海索　B. 溴隐亭　C. 左旋多巴
   D. 金刚烷胺　E. 卡比多巴
4. 单用治疗帕金森病无效的是（　　）
   A. 苯海索　B. 卡比多巴　C. 左旋多巴
   D. 溴隐亭　E. 金刚烷胺
5. 可增强左旋多巴疗效的药物是（　　）
   A. 维生素 B_6　B. 多巴胺　C. 氯丙嗪
   D. 卡比多巴　E. 溴隐亭
6. 既可治疗震颤麻痹，又有抗病毒作用的药物是（　　）
   A. 溴隐亭　B. 苯海索　C. 左旋多巴
   D. 金刚烷胺　E. 苄丝肼
7. 通过阻断中枢胆碱受体而发挥抗帕金森病作用的药物是（　　）
   A. 溴隐亭　B. 左旋多巴　C. 苯海索

D. 金刚烷胺　　E. 苄丝肼

8. 能抑制左旋多巴在外周脱羧，提高其疗效，减少不良反应的药物是（　　）

A. 苄丝肼　　B. 维生素 B_6　　C. 多巴胺

D. 溴隐亭　　E. 苯海索

9. 既能促进脑内 DA 的释放，又能激动 DA 受体的药物是（　　）

A. 左旋多巴　　B. 金刚烷胺　　C. 溴隐亭

D. 卡比多巴　　E. 苄丝肼

10. 前列腺肥大的帕金森病患者要慎用（　　）

A. 卡比多巴　　B. 溴隐亭　　C. 苄丝肼

D. 苯海索　　E. 金刚烷胺

【B 型题】

A. 抑制多巴脱羧酶　　B. 抑制单胺氧化酶　　C. 激动 DA 受体

D. 阻断中枢胆碱受体　　E. 促进纹状体释放 DA

11. 溴隐亭的作用机制是（　　）

12. 苯海索的作用机制是（　　）

13. 卡比多巴的作用机制是（　　）

14. 金刚烷胺的作用机制主要是（　　）

【X 型题】

15. 以下属于拟多巴胺类药物的是（　　）

A. 左旋多巴　　B. 卡比多巴　　C. 司来吉兰

D. 溴隐亭　　E. 金刚烷胺

16. 左旋多巴的不良反应有（　　）

A. 胃肠道反应　　B. 心血管反应　　C. 运动过多症

D. 症状波动　　E. 精神症状

二、简答题

1. 金刚烷胺抗帕金森病的机制是什么？

2. 抗精神病药物引起的帕金森综合征，应用左旋多巴治疗为何无效？用何药治疗？

三、处方分析

张某，男，62 岁，帕金森病患者，伴有恶心、食欲不振，医生给予下列处方，请问此处方是否合理？为什么？

Rp：

左旋多巴片　　0.25g × 100

Sig.　　0.5mg　　t.i.d　　p.o

维生素 B_6 片　　10mg × 100

Sig.　　20mg　　t.i.d　　p.o

第十四章　抗精神失常药

一、选择题

【A 型题】

1. 氯丙嗪对下列哪种精神失常疗效较好（　　）
   A. 精神分裂症　B. 躁狂症　C. 抑郁症
   D. 焦虑症　E. 神经官能症
2. 氯丙嗪不能用于治疗（　　）
   A. 放射性呕吐　B. 妊娠呕吐　C. 晕动病引起的呕吐
   D. 顽固性呃逆　E. 精神分裂症
3. 氯丙嗪用于人工冬眠主要是由于其具有（　　）
   A. 安定镇静作用
   B. 抗精神病作用
   C. 影响内分泌的作用
   D. 抑制体温调节中枢的作用
   E. 加强中枢抑制药的作用
4. 注射氯丙嗪后患者从卧位突然站立可引起（　　）
   A. 帕金森综合征　B. 静坐不能　C. 急性肌张力障碍
   D. 迟发性运动障碍　E. 直立性低血压
5. 氯丙嗪引起的帕金森综合征用下列何药治疗（　　）
   A. 溴隐亭　B. 苯海索　C. 左旋多巴
   D. 金刚烷胺　E. 卡比多巴
6. 如何配伍可使氯丙嗪降温作用最强（　　）
   A. 氯丙嗪 + 阿司匹林　B. 氯丙嗪 + 异丙嗪　C. 氯丙嗪 + 哌替啶
   D. 氯丙嗪 + 苯巴比妥　E. 氯丙嗪 + 物理降温
7. 冬眠合剂的组成包括氯丙嗪、异丙嗪以及（　　）
   A. 吗啡　B. 苯巴比妥　C. 阿司匹林
   D. 哌替啶　E. 对乙酰氨基酚

8. 氯丙嗪最常见的不良反应是（　　）

A. 心悸、口干、便秘　　B. 直立性低血压　　C. 锥体外系反应

D. 肝功能损害　　E. 粒细胞减少

9. 氯丙嗪引起的心悸、口干、便秘、视物模糊及尿潴留是因为（　　）

A. 阻断 α 受体　　B. 阻断 DA 受体　　C. 阻断 M 受体

D. 阻断 H_1 受体　　E. 阻断 H_2 受体

10. 氯丙嗪引起的直立性低血压是因为（　　）

A. 阻断 α 受体　　B. 阻断 DA 受体　　C. 阻断 M 受体

D. 阻断 H_1 受体　　E. 阻断 H_2 受体

11. 碳酸锂主要用于治疗（　　）

A. 精神分裂症　　B. 焦虑症　　C. 抑郁症

D. 躁狂症　　E. 神经官能症

12. 丙咪嗪主要用于治疗（　　）

A. 精神分裂症　　B. 焦虑症　　C. 抑郁症

D. 躁狂症　　E. 神经官能症

13. 吴某，女，30 岁，性格内向腼腆，失恋后出现幻觉、思维破裂、妄想等症状，应选用下列何药治疗（　　）

A. 碳酸锂　　B. 氯丙嗪　　C. 丙咪嗪

D. 多塞平　　E. 阿米替林

14. 陈某，男，66 岁，退休工人，近来出现情感低落、思维迟缓、意志活动减退、睡眠障碍，常闭门独居、疏远亲友、回避社交，偶有自杀念头，应选用下列何药治疗（　　）

A. 氯丙嗪　　B. 丙咪嗪　　C. 碳酸锂

D. 氟哌啶醇　　E. 五氟利多

【B 型题】

A. 抗精神病作用　　B. 镇吐作用　　C. 体温调节失灵

D. 锥体外系反应　　E. 催乳素分泌

15. 氯丙嗪抑制下丘脑体温调节中枢引起（　　）

16. 氯丙嗪阻断中脑－边缘系统和中脑－皮质通路中的 D_2 受体引起（　　）

17. 氯丙嗪阻断黑质－纹状体通路中的 D_2 受体引起（　　）

18. 氯丙嗪阻断结节－漏斗通路中的 D_2 受体引起（　　）

19. 氯丙嗪阻断延脑催吐化学感受区的 D_2 受体引起（　　）

【X 型题】

20. 氯丙嗪能作用于哪些受体（　　）

A. DA 受体　B. α 受体　C. M 受体

D. 5–HT 受体　E. μ 受体

21. 氯丙嗪的不良反应主要有哪些（　　）

A. 口干　B. 嗜睡　C. 锥体外系反应

D. 泌乳　E. 直立性低血压

22. 氯丙嗪能够用于以下哪些疾病（　　）

A. 精神分裂症　B. 呕吐和顽固性呃逆　C. 低温麻醉

D. 人工冬眠　E. 抑郁症

23. 氯丙嗪的禁忌证有哪些（　　）

A. 癫痫及惊厥史患者　B. 青光眼　C. 乳腺增生症及乳腺癌患者

D. 前列腺增生患者　E. 低血压患者

二、简答题

1. 氯丙嗪引起的直立性低血压为何不能用肾上腺素升压？
2. 氯丙嗪的降温作用与阿司匹林的解热作用有何不同？

三、处方分析

患者李某，男，30 岁，因患精神分裂症长期使用氯丙嗪，现出现了帕金森综合征，医生拟使用以下处方进行治疗，分析该处方是否合理？为什么？

Rp：

左旋多巴片　0.25g × 21

Sig.　0.25g　t.i.d　p.o

第十五章　镇痛药

一、选择题

【A 型题】

1. 吗啡镇痛作用的原理是（　　）
   A. 抑制外周感觉神经末梢
   B. 抑制大脑皮层感觉区
   C. 激动第三脑室及导水管周围灰质的阿片受体
   D. 抑制中枢的阿片受体
   E. 抑制脑干网状结构上行激活系统
2. 吗啡无以下哪种作用（　　）
   A. 抑制呼吸　B. 升高血压　C. 镇痛
   D. 镇咳　E. 提高胃肠平滑肌张力
3. 吗啡不宜用于何种止痛（　　）
   A. 分娩止痛　B. 烧伤疼痛　C. 肿瘤晚期疼痛
   D. 手术后疼痛　E. 心肌梗死疼痛
4. 治疗胆、肾绞痛最好选用（　　）
   A. 阿托品 + 阿司匹林　B. 阿托品 + 罗通定　C. 阿托品 + 氯丙嗪
   D. 阿托品 + 哌替啶　E. 氯丙嗪 + 哌替啶
5. 哌替啶比吗啡常用的原因（　　）
   A. 作用比吗啡强　B. 成瘾性产生慢且轻　C. 无呼吸抑制作用
   D. 有平滑肌解痉作用　E. 显效快、作用时间长
6. 吗啡可用于治疗（　　）
   A. 阿司匹林哮喘　B. 支气管哮喘　C. 心源性哮喘
   D. 颅脑外伤头痛　E. 分娩止痛
7. 哌替啶无以下哪种作用（　　）
   A. 镇痛　B. 镇静　C. 抑制呼吸
   D. 镇咳　E. 扩张血管

8. 吗啡的禁忌证不包括（　　）

A. 颅内压增高　　B. 支气管哮喘　　C. 严重肝功能不全

D. 肺心病　　E. 止泻

9. 吗啡和哌替啶都具有（　　）

A. 导致便秘　　B. 缩小瞳孔　　C. 止咳

D. 成瘾性　　E. 延长产程

10. 吗啡不宜用于慢性钝痛的主要原因是（　　）

A. 治疗量即抑制呼吸　　B. 对慢性钝痛疗效差　　C. 易致直立性低血压

D. 易引起便秘　　E. 易成瘾

11. 哌替啶禁用于（　　）

A. 人工冬眠　　B. 麻醉前给药　　C. 颅脑外伤剧烈头痛

D. 心源性哮喘　　E. 胆绞痛

12. 具有镇痛作用，但不列为麻醉药品的是（　　）

A. 吗啡　　B. 芬太尼　　C. 喷他佐辛

D. 哌替啶　　E. 二氢埃托啡

13. 吗啡中毒死亡的主要原因是（　　）

A. 昏迷　　B. 呼吸衰竭　　C. 循环衰竭

D. 肾衰竭　　E. 心力衰竭

14. 吗啡急性中毒的表现（　　）

A. 昏迷、呼吸抑制、针尖样瞳孔

B. 昏迷、呼吸抑制、瞳孔扩大

C. 呼吸抑制、瞳孔缩小、躁动不安

D. 呼吸抑制、瞳孔扩大、躁动不安

E. 昏迷、呼吸抑制、循环衰竭

15. 关于罗通定的叙述中，错误的是（　　）

A. 无成瘾性

B. 其作用与阿片受体无关

C. 具有镇静催眠作用

D. 对创伤性疼痛效果较好

E. 治疗量不抑制呼吸

16. 脑震荡后头痛宜选用（　　）

A. 罗通定　　B. 喷他佐辛　　C. 美沙酮

D. 曲马朵　　E. 哌替啶

17. 内脏钝痛伴有失眠者宜选下列何药（　　）

A. 阿托品　　B. 阿司匹林　　C. 罗通定

D. 吗啡　　E. 哌替啶

18. 阿片受体拮抗剂是（　　）

A. 美沙酮　　B. 纳洛酮　　C. 芬太尼

D. 喷他佐辛　　E. 罗通定

19. 患者，女，32 岁，患胆道结石，经保守治疗无效，需手术治疗，为消除患者术前精神紧张，减少麻醉药的用量，宜选用下列何药（　　）

A. 曲马朵　　B. 喷他佐辛　　C. 芬太尼

D. 美沙酮　　E. 哌替啶

【B 型题】

A. 丘脑内侧、脑室及导水管周围灰质

B. 边缘系统及蓝斑核

C. 中脑盖前核

D. 延脑的孤束核

E. 脑干极后区

20. 与吗啡缩瞳作用有关的阿片受体位于（　　）

21. 与情绪、精神活动有关的阿片受体位于（　　）

A. 美沙酮　　B. 哌替啶　　C. 纳洛酮

D. 曲马朵　　E. 喷他佐辛

22. 可用于阿片类药物成瘾者鉴别诊断的药物是（　　）

23. 广泛应用于治疗海洛因成瘾的药物是（　　）

【X 型题】

24. 吗啡急性中毒的临床表现有哪些（　　）

A. 昏迷　　B. 瞳孔极度缩小　　C. 深度呼吸抑制

D. 血压下降　　E. 尿潴留

25. 相比于非甾体抗炎药，吗啡的镇痛作用有什么特点（　　）

A. 强于非甾体抗炎药　　B. 中枢性镇痛作用　　C. 中重度癌痛效果更佳

D. 能用于各种类型的疼痛　　E. 具有成瘾性

二、简答题

吗啡为何可用于治疗心源性哮喘而禁用于支气管哮喘？

三、处方分析

有一位胆绞痛患者，疼痛剧烈，医生为其开出下列止痛处方，请分析是否合理？为什么？

Rp：

吗啡注射液　　10mg × 1

Sig.　　10mg　　i.m　　s.t!

第十六章　解热镇痛抗炎药

一、选择题

【A 型题】

1. 阿司匹林解热作用的机制是（　　）
   A. 直接抑制体温调节中枢
   B. 促进下丘脑 PG 的合成和释放
   C. 抑制下丘脑 PG 的合成和释放
   D. 抑制外周 PG 的合成
   E. 促进外周 PG 的合成
2. 阿司匹林镇痛作用的原理是（　　）
   A. 直接抑制感觉神经末梢　B. 抑制外周 PG 的合成　C. 促进外周 PG 的合成
   D. 抑制痛觉中枢　E. 激活中枢的阿片受体
3. 解热镇痛药的解热特点是（　　）
   A. 使发热患者的体温降至正常水平以下
   B. 使正常人体温降至正常水平以下
   C. 配合物理降温，使体温降至正常水平以下
   D. 使发热患者的体温降至正常水平
   E. 对细菌感染所致的发热效果最好
4. 阿司匹林不宜用于（　　）
   A. 治疗胃肠绞痛　B. 治疗胆道蛔虫病　C. 治疗风湿痛
   D. 治疗痛风　E. 预防血栓形成
5. 阿司匹林的药理作用不包括（　　）
   A. 解热　B. 镇痛　C. 抗炎
   D. 抗风湿　E. 促进血小板聚集
6. 阿司匹林预防脑血栓形成应采用（　　）
   A. 大剂量突击治疗　B. 大剂量长疗程　C. 小剂量长疗程
   D. 大剂量短疗程　E. 小剂量短疗程

7. 风湿性关节炎的首选药物是（　　）

A. 对乙酰氨基酚　B. 阿司匹林　C. 羟基保泰松

D. 吲哚美辛　E. 舒林酸

8. 下列哪种药物不能治疗类风湿关节炎（　　）

A. 阿司匹林　B. 吲哚美辛　C. 吡罗昔康

D. 对乙酰氨基酚　E. 氯芬那酸

9. 小儿退热可选用以下何药滴鼻（　　）

A. 阿司匹林　B. 萘普生　C. 安乃近

D. 氯丙嗪　E. 布洛芬

10. 阿司匹林最常见的不良反应是（　　）

A. 胃肠道反应　B. 凝血障碍　C. 水杨酸反应

D. 过敏反应　E. 瑞夷综合征

11. 10 岁以下儿童禁用阿司匹林是因为患儿可发生（　　）

A. 胃肠道反应　B. 凝血障碍　C. 水杨酸反应

D. 过敏反应　E. 瑞夷综合征

12. 服用阿司匹林引起的出血可用何药防治（　　）

A. 维生素 C　B. 维生素 E　C. 维生素 K

D. 维生素 D　E. 叶酸

13. 阿司匹林不用于下列哪种疼痛（　　）

A. 月经痛　B. 神经痛　C. 关节痛

D. 胆绞痛　E. 牙痛

14. 下列何药不是解热镇痛抗炎药（　　）

A. 布洛芬　B. 丙磺舒　C. 舒林酸

D. 酮洛芬　E. 双氯芬酸

15. 可用于急性痛风治疗的药物是(　　)

A. 丙磺舒　B. 布洛芬　C. 羟基保泰松

D. 吲哚美辛　E. 对乙酰氨基酚

16. 患者，女，26 岁，因咽痛、发热就诊，检查发现扁桃体肿大，体温 39°C，医生给予青霉素注射治疗，同时还应配合下列何药（　　）

A. 吲哚美辛　B. 对乙酰氨基酚　C. 羟基保泰松

D. 舒林酸　E. 酮洛芬

17. 下列药物可抑制尿酸生成的是（　　）

A. 别嘌醇　B. 丙磺酸　C. 苯溴马隆

D. 秋水仙碱　E. 吲哚美辛

18. 患者，男，65 岁。患 2 型糖尿病，长期服用降糖药，并同时长期服用阿司匹林

肠溶片（100mg/d）预防心脑血管疾病。近期拟行髋关节置换手术，为减少出血风险，宜采取的措施是（　　）

A. 无需停用阿司匹林，也无需加用其他药物预防出血

B. 停用阿司匹林 7 ～ 10 天后，再行手术

C. 停用阿司匹林 3 天后，再行手术

D. 无需停用阿司匹林，在手术日加用维生素 K_1，预防出血

E. 无需停用阿司匹林，在手术日加用蛇毒巴曲酶预防出血

19. 抑制粒细胞浸润炎症反应的抗痛风药物是（　　）

A. 双氯芬酸　　B. 秋水仙碱　　C. 苯溴马隆

D. 双醋瑞因　　E. 非布司他

20. 促进尿酸排泄的抗痛风药物是（　　）

A. 双氯芬酸　　B. 秋水仙碱　　C. 苯溴马隆

D. 双醋瑞因　　E. 非布司他

二、简答题

1. 列表比较阿司匹林和吗啡镇痛作用特点、用途及主要不良反应。

2. 列表比较阿司匹林和氯丙嗪降温作用特点、用途及主要不良反应。

三、处方分析

有一位风湿性关节炎患者，因感冒发热就诊，医生为其开写下列处方，请分析是否合理？为什么？

Rp：

对乙酰氨基酚片　　0.5g × 9

Sig.　　0.5g　　t.i.d　　p.o

第十七章　中枢兴奋药

一、选择题

【A 型题】

1. 尼可刹米对下列哪种呼吸衰竭疗效较好（　　）
   A. 巴比妥类中毒　　B. 硫酸镁中毒　　C. 吗啡中毒
   D. 有机磷酸酯中毒　　E. 吸入麻醉药中毒
2. 关于中枢兴奋药，叙述错误的是（　　）
   A. 对中枢性呼吸衰竭疗效好
   B. 对呼吸肌麻痹所致呼吸衰竭也有效
   C. 过量易导致惊厥
   D. 作用时间短
   E. 使用时应注意剂量和间隔时间
3. 治疗新生儿窒息首选（　　）
   A. 尼可刹米　　B. 二甲弗林　　C. 咖啡因
   D. 山梗菜碱　　E. 胞二磷胆碱
4. 对尼可刹米叙述错误的是(　　)
   A. 主要直接兴奋呼吸中枢
   B. 作用温和，安全范围较大
   C. 常用于吗啡中毒引起的呼吸抑制
   D. 过量不易惊厥
   E. 对巴比妥类中毒疗效较差
5. 治疗偏头痛可选用(　　)
   A. 咖啡因＋麦角胺　　B. 阿司匹林　　C. 哌替啶
   D. 可待因　　E. 吲哚美辛
6. 咖啡因的作用不包括（　　）
   A. 兴奋大脑皮层　　B. 兴奋呼吸中枢　　C. 升高血压
   D. 促进胃酸分泌　　E. 舒张脑血管

7. 主要兴奋大脑皮层的药物是（　　）

A. 尼可刹米　　B. 洛贝林　　C. 咖啡因
D. 吡拉西坦　　E. 胞二磷胆碱

8. 对二甲弗林的叙述，错误的是（　　）

A. 直接兴奋呼吸中枢　　B. 安全范围小　　C. 易致惊厥
D. 作用快，维持时间短　　E. 呼吸兴奋作用弱

9. 可治疗儿童多动症的药物是（　　）

A. 咖啡因　　B. 二甲弗林　　C. 山梗菜碱
D. 哌甲酯　　E. 尼可刹米

10. 可用于治疗小儿遗尿症的药物是（　　）

A. 甲氯芬酯　　B. 哌醋甲酯　　C. 洛贝林
D. 二甲弗林　　E. 尼可刹米

11. 患者，女，入院时昏迷、呼吸抑制、皮肤黏膜呈桃红色，经血液检查，诊断为一氧化碳中毒，除采取吸氧、人工呼吸等措施外，应选下列何种药（　　）

A. 咖啡因　　B. 洛贝林　　C. 尼可刹米
D. 二甲弗林　　E. 甲氯芬酯

12. 赵某，因手术后剧痛采用吗啡镇痛，出现昏迷、血压下降、呼吸深度抑制，瞳孔缩小，呈针尖状，诊断为吗啡中毒，常选下列何药改善呼吸（　　）

A. 尼可刹米　　B. 洛贝林　　C. 吡拉西坦
D. 贝美格　　E. 甲氯芬酯

13. 临床上肺心病所引起的呼吸衰竭常用的治疗药物是（　　）

A. 咖啡因　　B. 甲氯芬酯　　C. 尼可刹米
D. 洛贝林　　E. 二甲弗林

【B 型题】

A. 吡拉西坦　　B. 甲氯芬酯　　C. 胞磷胆碱
D. 洛贝林　　E. 二甲弗林

14. 促进大脑对氨基酸、磷脂的吸收，增加蛋白质、ATP 合成，提高大脑对葡萄糖的利用的药物是（　　）

15. 兴奋大脑皮质、增加脑细胞对碳水化合物的利用的药物是（　　）

16. 通过促进卵磷脂的合成来促进脑组织代谢的药物是（　　）

17. 可用于遗尿症的药物是（　　）

二、简答题

中枢兴奋药用于中枢性呼吸抑制时应注意些什么？

三、处方分析

赵某，男，36 岁，因手术中应用琥珀胆碱引起呼吸肌麻痹，为改善呼吸，医生开出下列处方，请分析是否合理？为什么？

Rp：

二甲弗林注射液　　8mg × 3

Sig.　　8mg　　q.2h　　i.m

第十八章　抗高血压药

一、选择题

【A 型题】

1. 长期使用利尿药的降压机制主要是（　　）
   A. 排 Na^+ 利尿，降低血容量
   B. 减少小动脉壁细胞内 Na^+
   C. 降低血浆肾素活性
   D. 增加血浆肾素活性
   E. 抑制醛固酮分泌
2. 高血压伴有糖尿病的患者不宜用（　　）
   A. 氢氯噻嗪　　B. 卡托普利　　C. 美卡拉明
   D. 可乐定　　E. 肼屈嗪
3. 血管紧张素Ⅰ转化酶抑制剂的降压特点不包括（　　）
   A. 适用于各型高血压
   B. 降压时可使心率加快
   C. 长期应用不易引起电解质和脂质代谢障碍
   D. 可防止和逆转高血压患者血管壁增厚和心肌肥厚
   E. 能改善高血压患者的生活质量，降低病死率
4. 关于卡托普利，错误的是（　　）
   A. 可用于治疗心力衰竭
   B. 降低外周阻力
   C. 与利尿剂合用可增强降压效果
   D. 可增加体内醛固酮水平
   E. 不伴有反射性心率加快
5. 通过阻断血管紧张素Ⅱ受体而发挥抗高血压作用的药物是（　　）
   A. 氯沙坦　　B. 哌唑嗪　　C. 卡托普利
   D. 硝普钠　　E. 可乐定

6. 通过抑制血管紧张素Ⅰ转化酶而产生降压作用的药物是（　　）

A. 依那普利　　B. 米诺地尔　　C. 可乐定

D. 普萘洛尔　　E. 氢氯噻嗪

7. 肾性高血压最好选用（　　）

A. 卡托普利　　B. 可乐定　　C. 肼屈嗪

D. 氨氯地平　　E. 米诺地尔

8. 关于普萘洛尔降压机制，错误的是（　　）

A. 阻断心脏的 β_1 受体，减少心排出量

B. 阻断肾小球旁器的 β_1 受体，抑制肾素分泌

C. 阻断突触前膜的 β_2 受体，减少去甲肾上腺素分泌

D. 抑制血管紧张素Ⅰ转化酶，减少肾素的释放

E. 阻断中枢的 β 受体，减少外周交感神经释放去甲肾上腺素

9. 对高血压伴有心绞痛的患者宜选用（　　）

A. 氢氯噻嗪　　B. 普萘洛尔　　C. 哌唑嗪

D. 肼屈嗪　　E. 可乐定

10. 选择性阻断 β_1 受体的降压药是（　　）

A. 普萘洛尔　　B. 哌唑嗪　　C. 美托洛尔

D. 特拉唑嗪　　E. 可乐定

11. 高血压合并支气管哮喘的患者不宜用（　　）

A. β 受体阻断药　　B. 扩血管药　　C. 利尿药

D. α_1 受体阻断药　　E. α_2 受体阻断药

12. 常引起刺激性干咳的抗高血压药物是（　　）

A. 普萘洛尔　　B. 哌唑嗪　　C. 莫索尼定

D. 硝苯地平　　E. 卡托普利

13. 伴有溃疡病的高血压患者宜用（　　）

A. 硝苯地平　　B. 肼屈嗪　　C. 可乐定

D. 利血平　　E. 哌唑嗪

14. 伴有溃疡病的高血压患者不宜选用（　　）

A. 硝苯地平　　B. 肼屈嗪　　C. 可乐定

D. 利血平　　E. 哌唑嗪

15. 哌唑嗪降低血压不引起心率加快的原因是（　　）

A. 阻断 α_1 受体而不阻断 α_2 受体

B. 阻断 α_1 受体与 β 受体

C. 阻断 α_2 受体

D. 阻断 α_1 受体和 α_2 受体

E. 阻断 β 受体

16. 抗高血压药物中会产生“首剂现象”的药物是（　　）

A. 可乐定　　B. 哌唑嗪　　C. 胍乙啶

D. 硝苯地平　　E. 莫索尼定

17. 肼屈嗪的降压机制是（　　）

A. 抑制中枢交感活性

B. 降低肾素活性

C. 抑制血管紧张素Ⅰ转化酶

D. 直接松弛血管平滑肌

E. 减少心输出量和减慢心率

18. 降压药物中精神抑郁的患者禁用的药物是（　　）

A. 利血平　　B. 哌唑嗪　　C. 乌拉地尔

D. 拉贝洛尔　　E. 肼屈嗪

19. 易引起外周组织水肿的抗高血压药物是（　　）

A. 哌唑嗪　　B. 二氮嗪　　C. 米诺地尔

D. 酮色林　　E. 硝苯地平

20. 下列关于利血平，错误的是（　　）

A. 作用缓慢、持久　　B. 有中枢抑制作用　　C. 能加快心率

D. 降压作用较弱　　E. 消化性溃疡患者禁用

二、简答题

一线抗高血压药分为几类？请各举一代表药物。

三、处方分析

王某，男，54 岁，外企经理，发现高血压 12 年。近 3 个月常出现头痛头晕和失眠，到医院就诊。查体：血压 160/100mmHg，心脏超声示左心室肥厚，空腹血糖 6.3mmol/L，尿常规蛋白（+），吸烟 20 年，20 支 / 日。诊断为原发性高血压，开具处方如下。请问该处方是否合理？为什么？

Rp：

厄贝沙坦片　　150mg × 30

Sig.　　150mg　　q.d　　p.o

氢氯噻嗪片　　12.5mg × 30

Sig.　　12.5mg　　q.d　　p.o

氨氯地平片　　5mg × 30

Sig.　　5mg　　q.d　　p.o

第十九章　抗心绞痛药和调血脂药

一、选择题

【A 型题】

1. 硝酸甘油最常用的给药途径是（　　）

A. 经皮肤　B. 静脉注射　C. 口服

D. 吸入　E. 舌下含服

2. 抗心绞痛药物的主要作用是（　　）

A. 增加耗氧，降低供氧　B. 增加耗氧，增加供氧　C. 降低耗氧，降低供氧

D. 降低耗氧，增加供氧　E. 对耗氧和供氧无影响

3. 伴有支气管哮喘的心绞痛患者不宜选用下列何种药物（　　）

A. 硝苯地平　B. 硝酸甘油　C. 单硝酸异山梨酯

D. 普萘洛尔　E. 维拉帕米

4. 不属于硝酸甘油不良反应的是（　　）

A. 心率加快　B. 高铁血红蛋白血症　C. 直立性低血压

D. 头痛　E. 支气管哮喘

5. 硝酸酯类治疗心绞痛的缺点是（　　）

A. 室壁张力降低　B. 心室压力降低　C. 外周阻力下降

D. 心肌耗氧量降低　E. 心率加快

6. 硝酸酯类、β 受体阻断药和钙通道阻滞药治疗心绞痛的共同药理基础是（　　）

A. 减慢心率　B. 抑制心肌收缩力　C. 降低心肌耗氧量

D. 缩小心室容积　E. 缩短射血时间

7. 普萘洛尔治疗心绞痛的缺点是（　　）

A. 延长射血时间，增大心室容积

B. 降低心肌耗氧量

C. 改善缺血区血流供应

D. 增加冠脉的灌流时间

E. 减慢心率

8. 硝酸甘油在治疗心绞痛时，常与下列哪个药物联合（　　）

A. 硝酸甘油　B. 普萘洛尔　C. 硝酸异山梨酯

D. 单硝酸异山梨酯　E. 硝苯地平

9. 对冠状血管无直接扩张作用的抗心绞痛药是（　　）

A. 硝苯地平　B. 维拉帕米　C. 普萘洛尔

D. 硝酸甘油　E. 硝酸异山梨酯

10. 钙拮抗剂治疗心绞痛，不正确的是（　　）

A. 减慢心率　B. 减弱心肌收缩力　C. 改善缺血区的供血

D. 增加室壁张力　E. 扩张小动脉而降低后负荷

11. 下面对于心绞痛患者的用药指导，不恰当的是（　　）

A. 坚持服用预防心绞痛发作的药物

B. 硝酸甘油应避光保存

C. 随身携带硝酸甘油片

D. 及时更换药物，防止失效

E. 运动和情绪激动前含服硝酸甘油，预防心绞痛发作

12. 关于普萘洛尔抗心绞痛方面，哪项是错误的（　　）

A. 对变异型心绞痛效果好

B. 与硝酸甘油合用效果好

C. 对兼有高血压的患者效果好

D. 久用后不宜突然停药

E. 对稳定型和不稳定型的都有效

13. 具有抗心律失常、抗高血压及抗心绞痛作用的药物是（　　）

A. 可乐定　B. 普萘洛尔　C. 利多卡因

D. 硝酸甘油　E. 氢氯噻嗪

14. 患者，女，43 岁，诊断为稳定型心绞痛，拟联合用药，下列哪项合理（　　）

A. 硝酸甘油 + 硝苯地平　B. 硝酸甘油 + 普萘洛尔　C. 普萘洛尔 + 维拉帕米

D. 普萘洛尔 + 地尔硫草　E. 硝酸甘油 + 硝酸异山梨酯

15. 洛伐他汀的降脂机制为（　　）

A. 抑制磷酸二酯酶

B. 抑制羟甲基戊二酸单酰辅酶 A（HMG–CoA）还原酶

C. 抑制血管紧张素 I 转化酶

D. 激活血管紧张素 I 转化酶

E. 以上均不是

16. 高胆固醇血症和混合型高脂血症应选用（　　）

A. 考来烯胺　B. 烟酸　C. 洛伐他汀

D. 氯贝丁酯　　E. 普罗布考

17. 可阻断肠道胆固醇吸收的药物是（　　）

A. 烟酸　　B. 考来烯胺　　C. 普罗布考

D. 硫酸软骨素 A　　E. γ－亚麻油酸

18. 能减少胆固醇合成的药物是（　　）

A. 辛伐他汀　　B. 烟酸　　C. 普罗布考

D. 吉非罗齐　　E. 亚油酸

19. 下列哪个药物降低 LDL 和 TC 的作用最明显（　　）

A. 多烯脂肪酸　　B. 烟酸　　C. 普罗布考

D. 洛伐他汀　　E. 非诺贝特

20. 能使肝脏 HMG-CoA 还原酶活性增加的药物是（　　）

A. 烟酸　　B. 考来烯胺　　C. 吉非罗齐

D. 洛伐他汀　　E. 普罗布考

二、简答题

1. 普萘洛尔抗心绞痛时为什么常常与硝酸酯类合用?

2. 硝酸甘油的用药护理应注意哪些问题?

三、处方分析

徐某，男，63 岁，劳累后反复发作胸骨后压榨性疼痛 6 个月就诊。诊断为冠心病、心绞痛，开具处方如下。请问该处方是否合理？为什么？

Rp：

硝酸甘油片　0.5mg × 30

Sig.　0.5mg　舌下含化

普萘洛尔片　10mg × 30

Sig.　10mg　t.i.d　p.o

第二十章 抗慢性心功能不全药

一、选择题

【A 型题】

1. 强心苷提高心肌收缩力作用机制是（　　）
   A. 激活心肌细胞上的 Na^+–K^+–ATP 酶，提高细胞内 Ca^{2+} 浓度
   B. 激活心肌 β 受体，提高细胞内 cAMP 浓度
   C. 抑制心肌细胞膜上的 Na^+–K^+–ATP 酶，提高细胞内 Ca^{2+} 浓度
   D. 提高交感神经活性
   E. 阻止细胞外 Ca^{2+} 内流
2. 强心苷治疗充血性心力衰竭的最佳适应证是（　　）
   A. 严重二尖瓣狭窄诱发的心力衰竭
   B. 高血压引起的心力衰竭伴心房纤颤者
   C. 甲状腺功能亢进诱发的心力衰竭
   D. 重度贫血引起的心力衰竭
   E. 肺源性心脏病导致的心力衰竭
3. 地高辛对下列哪种疾病引起的心力衰竭基本无效（　　）
   A. 高血压　　B. 先天性心脏病　　C. 心瓣膜病
   D. 严重二尖瓣狭窄、缩窄性心包炎　　E. 冠心病
4. 强心苷禁用于（　　）
   A. 室上性心动过速　　B. 室性心动过速　　C. 心房扑动
   D. 心房颤动　　E. 慢性心功能不全
5. 下列哪项不是强心苷的毒性反应（　　）
   A. 胃肠道反应　　B. 各种类型的心律失常　　C. 神经系统症状
   D. 粒细胞减少　　E. 黄视症、绿视症
6. 临床口服最常用的强心苷类药物是（　　）
   A. 洋地黄毒苷　　B. 毒毛花苷 K　　C. 地高辛
   D. 去乙酰毛花苷 C　　E. 铃兰毒苷

7. 治疗强心苷中毒引起的窦性心动过缓宜选用（　　）

A. 阿托品　　B. 奎尼丁　　C. 普萘洛尔

D. 维拉帕米　　E. 氯化钾

8. 强心苷心脏毒性的发生机制是（　　）

A. 兴奋心肌细胞膜上的 Na^+–K^+–ATP 酶

B. 使心肌细胞内 K^+ 增多

C. 促进心肌抑制因子的释放

D. 抑制心肌细胞膜上的 Na^+–K^+–ATP 酶

E. 激活磷酸二酯酶

9. 强心苷中毒引起的心律失常，不宜用氯化钾的是（　　）

A. 房室结性心动过速　　B. 室性心动过速　　C. 房性期前收缩

D. 房室传导阻滞　　E. 房性心动过速

10. 属于非苷类正性肌力药的是（　　）

A. 米力农　　B. 地高辛　　C. 毒毛花苷 K

D. 毛花苷 C　　E. 依那普利

11. 强心苷最常见的不良反应是（　　）

A. 神经症状　　B. 胃肠道反应　　C. 心律失常

D. 黄视症、绿视症　　E. 肺纤维化

12. 强心苷最严重的不良反应是（　　）

A. 神经症状　　B. 胃肠道反应　　C. 心律失常

D. 黄视症、绿视症　　E. 肺纤维化

13. 在用强心苷治疗时，最早出现的心电图变化为（　　）

A. P–P 间隔延长

B. T 波低平，S–T 段降低成鱼钩状

C. Q–T 间期缩短

D. P–R 间期延长

E. 心电图无变化

14. 充血性心力衰竭的危急症状应选用（　　）

A. 洋地黄毒苷　　B. 毒毛花苷 K　　C. 地高辛

D. 异丙肾上腺素　　E. 米力农

15. 静脉给药起效最快的强心苷是（　　）

A. 毛花苷 C　　B. 洋地黄毒苷　　C. 铃兰毒苷

D. 地高辛　　E. 毒毛花苷 K

16. 强心苷中毒引起的过速型心律失常最好选用（　　）

A. 苯妥英钠　　B. 奎尼丁　　C. 胺碘酮

D. 普萘洛尔　　E. 地尔硫䓬

17. 具有正性肌力作用并可降低衰竭心脏耗氧量的药物是（　　）

A. 肾上腺素　　B. 多巴胺　　C. 地高辛

D. 异丙肾上腺素　　E. 麻黄碱

18. 地高辛中毒与下列哪一项离子变化有关（　　）

A. 心肌细胞内 K^+ 浓度过高

B. 心肌细胞内 K^+ 浓度过低

C. 心肌细胞内 Mg^{2+} 浓度过高

D. 心肌细胞内 Ca^{2+} 浓度过低

E. 心肌细胞内 Na^+ 浓度过高

19. 地高辛治疗心房纤颤的机制是通过（　　）

A. 抑制 Na^+–K^+–ATP 酶

B. 增强迷走效应，抑制房室结传导

C. 延长不应期

D. 降低自律性

E. 缩短不应期

20. 地高辛中毒最多、最早见的心脏毒性反应是（　　）

A. 阵发性室上性心动过速

B. 房室传导阻滞

C. 室性期前收缩

D. 室性心动过速

E. 以上均不是

二、简答题

1. 目前治疗心功能不全的药有几类？分别叙述其作用机理。
2. 强心苷中毒的机理是什么？怎么防治？

三、病例分析

吴某，男，70 岁。患风湿性心脏病十余年，长期服用地高辛片。近 3 天出现恶心、呕吐、黄视等症状收住入院。经询问，患者在 5 天前感药效不佳、胸闷，自行将每次半片地高辛增加到每次 1 片，且早、晚各一次，但药效仍不佳，病情加重。入院后，首先让患者停用地高辛，待地高辛血药浓度由 5.22ng/mL 降至 0.96ng/mL，根据患者病情需要，给予地高辛 0.125mg/d，7 天后监测血药浓度 1.02ng/mL，患者病情稳定出院。

讨论：

1. 患者出现病情加重的原因是什么？
2. 对该患者如何进行用药指导？

第二十一章　抗心律失常药

一、选择题

【A 型题】

1. 能引起金鸡纳反应的是（　　）
   A. 奎尼丁　　B. 普鲁卡因胺　　C. 利多卡因
   D. 胺碘酮　　E. 普罗帕酮
2. 久用可引起系统性红斑狼疮样综合征的是（　　）
   A. 苯妥英钠　　B. 普鲁卡因胺　　C. 普萘洛尔
   D. 奎尼丁　　E. 氟卡尼
3. 下列关于奎尼丁的叙述错误的是（　　）
   A. 适度阻滞心肌细胞膜上的 Na^+ 通道
   B. 兼有 α、M 受体阻断作用
   C. 心肌中药物浓度为血浓度的 10 倍以上
   D. 可阻断 β 受体，抑制心脏
   E. 为奎宁的右旋体
4. 下列哪种药物对房室结折返所致的心律失常最有效（　　）
   A. 利多卡因　　B. 普鲁卡因胺　　C. 苯妥英钠
   D. 维拉帕米　　E. 妥卡尼
5. 对普鲁卡因胺的叙述，错误的是（　　）
   A. 作用与奎尼丁相似但较弱
   B. 能降低浦肯野纤维的自律性
   C. 减慢传导速度
   D. 延长有效不应期
   E. 有较强的抗 α 受体和抗胆碱作用
6. 首关效应显著、不宜口服的药物是（　　）
   A. 利多卡因　　B. 奎尼丁　　C. 普鲁卡因胺
   D. 苯妥英钠　　E. 胺碘酮

7. 兼有抗癫痫作用的抗心律失常药是（　　）

A. 利多卡因　　B. 奎尼丁　　C. 普萘洛尔

D. 普鲁卡因胺　　E. 苯妥英钠

8. 急性心肌梗死所导致的室性心律失常应首选（　　）

A. 奎尼丁　　B. 胺碘酮　　C. 普萘洛尔

D. 利多卡因　　E. 维拉帕米

9. 强心苷类药物中毒导致的心律失常最好选用（　　）

A. 苯妥英钠　　B. 普萘洛尔　　C. 氟卡尼

D. 维拉帕米　　E. 普鲁卡因胺

10. 奎尼丁与地高辛合用使后者血药浓度升高的原因是（　　）

A. 竞争血浆蛋白

B. 奎尼丁抑制肝药酶

C. 奎尼丁抑制肾脏对地高辛的排泄

D. 奎尼丁促进地高辛的吸收

E. 以上都不是

11. 可用于治疗缓慢型心律失常的是（　　）

A. 阿托品　　B. 奎尼丁　　C. 地高辛

D. 胺碘酮　　E. 普萘洛尔

12. 能与强心苷竞争 Na^{+}–K^{+}–ATP 酶的抗心律失常药是（　　）

A. 苯妥英钠　　B. 地尔硫䓬　　C. 普萘洛尔

D. 普罗帕酮　　E. 胺腆酮

13. 轻度阻滞钠通道的抗心律失常药是（　　）

A. 维拉帕米　　B. 利多卡因　　C. 美托洛尔

D. 普鲁卡因胺　　E. 氟卡尼

14. 利多卡因不宜用于哪种心律失常（　　）

A. 室性期前收缩

B. 心室纤颤

C. 心房扑动

D. 强心苷中毒所致室性心律失常

E. 心肌梗死所致室性心律失常

15. 窦性心动过速最好选用（　　）

A. 苯妥英钠　　B. 奎尼丁　　C. 普萘洛尔

D. 氟卡尼　　E. 利多卡因

16. 治疗阵发性室上性心动过速最好选用（　　）

A. 普鲁卡因胺　　B. 苯妥英钠　　C. 利多卡因

D. 普罗帕酮　　　　　　E. 维拉帕米

17. 属于 IC 的抗心律失常药是（　　）

A. 奎尼丁　　　　　　B. 苯妥英钠　　　　　　C. 胺碘酮

D. 普萘洛尔　　　　　　E. 普罗帕酮

18. 对普罗帕酮的叙述，错误的是（　　）

A. 可阻断 β 受体，具有心脏抑制作用

B. 明显减慢传导速度

C. 对 Ca^{2+} 通道无作用

D. 显著延长 ERP 及 APD

E. 重度阻滞心肌细胞膜上的 Na^{+} 通道

19. 伴有支气管哮喘的快速型心律失常患者应禁用（　　）

A. 普萘洛尔　　　　　　B. 苯妥英钠　　　　　　C. 奎尼丁

D. 胺腆酮　　　　　　E. 地尔硫䓬

20. 关于胺碘酮的说法，不正确的是（　　）

A. 与甲状腺素结构相似

B. 能阻滞 Na^{+}、K^{+}、Ca^{2+} 多种离子通道

C. 非竞争性地阻断 α 、β 受体

D. 属窄谱抗心律失常药

E. 可扩张冠脉及降低外周阻力

二、简答题

抗心律失常药有哪几类？作用机制是什么？请各举一例。

三、处方分析

钱某，女，67 岁，因胸闷、心悸就诊，心电图显示频发室性期前收缩，且呈多源性。开具处方如下，请问该处方是否合理？为什么？

Rp：

① 10% 葡萄糖注射液　　20mL

利多卡因注射液　　100mg

Sig.　　混合后缓慢静脉推注

② 10% 葡萄糖注射液　　500mL

利多卡因注射液　　1000mg

Sig.　　混合后静脉滴注

1 ～ 2 日后改为：

美西律片　　0.2g　　b.i.d　　p.o

第二十二章　利尿药和脱水药

一、选择题

【A 型题】

1. 呋塞米与下列哪类药物合用会增强耳毒性（　　）
   A. 大环内酯类　　B. 氨基苷类　　C. β－内酰胺类
   D. 四环素类　　E. 氯霉素
2. 下列不属于中效利尿药的是（　　）
   A. 氢氯噻嗪　　B. 氢氟噻嗪　　C. 氯噻酮
   D. 氨苯蝶啶　　E. 环戊噻嗪
3. 呋塞米的利尿作用机制是（　　）
   A. 抑制 K^+–Na^+–$2Cl^-$ 共同转运系统
   B. 抑制 Na^+–Cl^- 转运系统
   C. 抑制碳酸酐酶的活性
   D. 抑制远曲小管对 Na^+ 的吸收
   E. 拮抗醛固酮受体
4. 呋塞米与强心苷合用易出现室性期前收缩主要是因为（　　）
   A. 低钾血症　　B. 低镁血症　　C. 低氯性碱血症
   D. 高尿酸血症　　E. 低钙血症
5. 呋塞米没有的不良反应是（　　）
   A. 低氯性碱中毒　　B. 低钾血症　　C. 低钠血症
   D. 低镁血症　　E. 血尿酸浓度降低
6. 急性肺水肿首选（　　）
   A. 呋塞米　　B. 氨苯蝶啶　　C. 氢氯噻嗪
   D. 甘露醇　　E. 螺内酯
7. 袢利尿剂是利尿作用最强的一类利尿剂，属于袢利尿剂的药物是（　　）
   A. 氢氯噻嗪　　B. 布美他尼　　C. 乙酰唑胺
   D. 阿米洛利　　E. 吲达帕胺

8. 下列利尿药作用最强的是（　　）

A. 阿米洛利　B. 布美他尼　C. 氢氯噻嗪　D. 氨苯蝶啶　E. 螺内酯

9. 主要作用于髓袢升支粗段髓质和皮质部的利尿药是（　　）

A. 呋塞米　B. 氢氯噻嗪　C. 螺内酯　D. 乙酰唑胺　E. 甘露醇

10. 合并糖尿病的水肿患者应慎用（　　）

A. 呋塞米　B. 氢氯噻嗪　C. 螺内酯　D. 氨苯蝶啶　E. 甘露醇

11. 轻、中度心源性水肿的首选利尿药为（　　）

A. 呋塞米　B. 依他尼酸　C. 螺内酯　D. 甘露醇　E. 噻嗪类

12. 治疗脑水肿、降低颅内压的首选药为（　　）

A. 呋塞米　B. 氨苯蝶啶　C. 氢氯噻嗪　D. 甘露醇　E. 螺内酯

13. 不会造成低钾血症的利尿药为（　　）

A. 依他尼酸　B. 布美他尼　C. 螺内酯　D. 氢氯噻嗪　E. 氢化可的松

14. 下列哪项不是氢氯噻嗪的适应证（　　）

A. 轻度高血压　B. 心源性水肿　C. 轻度尿崩症　D. 特发性高尿钙　E. 痛风

15. 呋塞米的利尿作用是因为（　　）

A. 抑制肾浓缩功能

B. 抑制肾稀释功能

C. 抑制尿酸的排泄

D. 抑制肾的浓缩和稀释功能

E. 抑制 Ca^{2+} 和 Mg^{2+} 的重吸收

16. 氢氯噻嗪的利尿作用机制是（　　）

A. 抑制肾小管碳酸酐酶

B. 抑制 Na^+–Cl^- 共同转运载体

C. 对抗醛固酮的 K^+–Na^+ 交换过程

D. 抑制 Na^+–K^+–$2Cl^-$ 同向转运系统

E. 抑制磷酸二酯酶，使 cAMP 增多

17. 治疗肝性水肿伴有继发性醛固酮增多症的利尿药是（　　）

A. 呋塞米　B. 噻嗪类　C. 螺内酯

D. 乙酰唑胺　　E. 氨苯蝶啶

18. 痛风者慎用下列哪种药物（　　）

A. 氢氯噻嗪　　B. 螺内酯　　C. 氨苯蝶啶

D. 阿米洛利　　E. 甘露醇

19. 中效利尿药的药理作用不包括（　　）

A. 利尿作用　　B. 降压作用　　C. 抗利尿作用

D. 拮抗醛固酮作用　　E. 轻度抑制碳酸酐酶的作用

20. 氢氯噻嗪的不良反应不包括（　　）

A. 低钾血症　　B. 高尿钙　　C. 高尿酸血症

D. 高血糖　　E. 高血脂

21. 螺内酯的利尿作用机制是（　　）

A. 抑制 K^+–Na^+–$2Cl^-$ 共同转运系统

B. 抑制 Na^+–Cl^- 转运系统

C. 对抗醛固酮

D. 抑制碳酸酐酶

E. 抑制远曲小管和集合管对 Na^+、Cl^- 的重吸收

22. 关于螺内酯，不正确的是（　　）

A. 利尿作用弱而持久

B. 起效慢

C. 久用可引起高血钾

D. 对切除肾上腺的动物依然有效

E. 可以治疗肝性水肿

23. 氨苯蝶啶的利尿作用机制是（　　）

A. 抑制 K^+–Na^+–$2Cl^-$ 共同转运系统

B. 抑制 Na^+–Cl^- 转运系统

C. 对抗醛固酮

D. 抑制碳酸酐酶

E. 抑制远曲小管和集合管对 Na^+、Cl^- 的重吸收

【X 型题】

24. 有关脱水药的特点，下列说法正确的是（　　）

A. 不易从血管进入到组织中去

B. 容易经过肾小球滤过

C. 不易被肾小管再吸收

D. 在体内不被代谢成其他物质

E. 必须静脉注射给药发挥脱水作用

25. 呋塞米的不良反应包括（　　）

A. 高尿酸血症　　B. 高钙血症　　C. 低钾血症

D. 视力下降　　E. 耳毒性

26. 呋塞米治疗急性肺水肿的作用机制为（　　）

A. 降低心脏前负荷　　B. 降低心脏后负荷　　C. 收缩肺部血管，减轻渗出

D. 加强心肌收缩　　E. 扩张肺部血管

二、简答题

1. 利尿药有哪几类？作用机制是什么？请各举一例。

2. 简述甘露醇的药理作用、作用特点和临床用途。

三、处方分析

1. 高某，男，55 岁，因心力衰竭、肾功能不全、尿少入院，合并泌尿系统感染。医生开具处方如下，请分析该处方是否合理，为什么？

Rp：

硫酸庆大霉素注射液　　8 万 U × 6

Sig.　　8 万 U　　b.i.d　　i.m

5% 葡萄糖氯化钠注射液　　500mL × 3

呋塞米注射液　　20mg × 3

Sig.　　混合后静脉滴注　　q.d

2. 张某，女，56 岁，高血压病史 10 年，有痛风史。平日服用硝苯地平控释片。一天前，血压突然升至 175/110mmHg，医生给予以下处方，请问是否合理，为什么？

Rp：

硝苯地平控释片　　30mg × 30

Sig.　　30mg　　q.d　　p.o

氢氯噻嗪片　　25mg × 30

Sig.　　25mg　　b.i.d　　p.o

第二十三章　组胺和抗组胺药

一、选择题

【A 型题】

1. H_1 受体阻断药对下列哪种变态反应疗效较差（　　）
   A. 过敏性鼻炎　B. 支气管哮喘　C. 血管神经性水肿
   D. 荨麻疹　E. 昆虫叮咬的皮肤瘙痒
2. 防治晕动症呕吐，下列何药无效（　　）
   A. 苯海拉明　B. 茶苯海明　C. 异丙嗪
   D. 布克利嗪　E. 阿司咪唑
3. 氯化钙治疗过敏性疾病时，应采用何种给药途径（　　）
   A. 口服　B. 直接静脉推注　C. 稀释后静脉注射
   D. 皮下注射　E. 肌内注射
4. 抗组胺药的作用机制是（　　）
   A. 加速组胺代谢
   B. 抑制组胺合成
   C. 抑制组胺释放
   D. 与组胺结合，使组胺失去活性
   E. 竞争性阻断组胺受体
5. H_1 受体阻断药不具有的药理作用是（　　）
   A. 对抗组胺引起的血管扩张，使血管通透性降低
   B. 抑制中枢神经
   C. 防晕，止吐
   D. 抗胆碱作用
   E. 抑制胃酸分泌
6. 某驾驶员患有过敏性鼻炎，工作期间宜使用（　　）
   A. 苯海拉明　B. 异丙嗪　C. 氯苯那敏
   D. 西替利嗪　E. 曲吡那敏

7. H_1 受体阻断药对下列哪种病症效果好（　　）

A. 过敏性休克　　B. 荨麻疹　　C. 过敏性哮喘

D. 胃溃疡　　E. 胃炎

8. 钙盐没有下列哪一项作用（　　）

A. 促进骨骼发育　　B. 抗过敏作用　　C. 维持神经肌肉的兴奋性

D. 解救镁中毒　　E. 降压

9. 能治疗过敏性疾病的药物不包括（　　）

A. 肾上腺素　　B. 糖皮质激素　　C. 异丙嗪

D. 钙盐　　E. 东莨菪碱

10. 高压线路检修工，男，47 岁，局部皮肤出现片状红斑，高于皮肤，瘙痒难忍，诊断为“荨麻疹”，应给予哪种药物治疗（　　）

A. 阿司咪唑　　B. 赛庚啶　　C. 苯海拉明

D. 异丙嗪　　E. 氯苯那敏

11. H_1 受体阻断药的主要用途是（　　）

A. 过敏性休克　　B. 支气管哮喘　　C. 消化性溃疡

D. 失眠　　E. 皮肤黏膜变态反应

12. 西咪替丁和华法林合用可使华法林的作用（　　）

A. 增强　　B. 减弱　　C. 无变化

D. 两者无相互作用　　E. 以上都不对

13. 第一代 H_1 受体阻断药最常见的不良反应是（　　）

A. 烦躁、失眠　　B. 镇静、嗜睡　　C. 消化道反应

D. 药物致畸　　E. 变态反应

14. 长期服用下列何药可使男性患者女性化（　　）

A. 美克洛嗪　　B. 尼扎替丁　　C. 西咪替丁

D. 法莫替丁　　E. 雷尼替丁

15. 西咪替丁的作用机制是（　　）

A. 激动 H_1 受体　　B. 阻断 H_1 受体　　C. 激动 H_2 受体

D. 阻断 H_2 受体　　E. 阻断 H^+ 泵

16. 治疗胃、十二指肠溃疡应选用哪种药物（　　）

A. 阿托品　　B. 苯海拉明　　C. 雷尼替丁

D. 异丙嗪　　E. 苯茚胺

【X 型题】

17. 以下第一代 H_1 受体阻断药的性质描述正确的是（　　）

A. 服药期间不宜驾驶车辆

B. 抑制唾液分泌

C. 对晕动症有效

D. 可减轻氨基苷类耳毒性

E. 引起中枢抑制

18. 具有较强镇静催眠作用的药物是（　　）

A. 苯海拉明　　B. 西替利嗪　　C. 异丙嗪

D. 特非那定　　E. 氯雷他定

二、简答题

1. 第二代 H_1 受体阻断药有何特点？有哪些常用药物？

2. 比较常用 H_1 受体阻断药的作用特点。

三、处方分析

一位因食物过敏患荨麻疹的司机急于开车，医生开具了下列处方，请分析是否合理？

Rp：

马来酸氯苯那敏片　　4mg × 20

Sig.　　4mg　　t.i.d　　p.o

第二十四章　作用于血液和造血系统药

一、选择题

【A 型题】

1. 饮食中铁的主要吸收部位是（　　）
   A. 十二指肠、空肠上段　B. 空肠下段　C. 回肠
   D. 胃　E. 整个小肠
2. 服用铁剂时，下列哪项是错误的（　　）
   A. 忌与稀盐酸同服　B. 忌与四环素同服　C. 忌与碱性药同服
   D. 可与维生素 C 同服　E. 服用期间忌喝浓茶
3. 铁剂的临床用途是治疗（　　）
   A. 巨幼红细胞贫血　B. 恶性贫血　C. 小细胞低色素性贫血
   D. 再生障碍性贫血　E. 以上都不是
4. 治疗巨幼红细胞贫血首选（　　）
   A. 硫酸亚铁　B. 叶酸　C. 亚叶酸钙
   D. 维生素 B_{12}　E. 维生素 B_{12} 和叶酸
5. 纠正恶性贫血的神经症状必须用（　　）
   A. 红细胞生成素　B. 甲酰四氢叶酸　C. 叶酸
   D. 维生素 B_{12}　E. 硫酸亚铁
6. 叶酸治疗巨幼红细胞贫血的作用是（　　）
   A. 组成红细胞的成分
   B. 促进血红蛋白的合成
   C. 其代谢产物参与核酸和氨基酸合成，促进红细胞生长与成熟
   D. 使血红素增加
   E. 以上都不是
7. 长期应用乙胺嘧啶、氨甲蝶呤等药物引起巨幼红细胞贫血宜用（　　）
   A. 铁剂　B. 甲酰四氢叶酸　C. 维生素 B_{12}
   D. 叶酸　E. 维生素 C

8. 维生素 K 参与何种凝血因子的合成（　　）

A. 凝血酶原

B. 凝血因子Ⅱ、Ⅶ、Ⅸ、Ⅹ

C. TXA_2

D. 凝血因子Ⅱ、Ⅸ、Ⅹ、Ⅺ、Ⅻ

E. 抗凝血酶Ⅲ

9. 以下何种药物因静脉注射过速可致出汗、胸闷、血压下降甚至死亡（　　）

A. 酚磺乙胺　　B. 维生素 K_3　　C. 垂体后叶素

D. 维生素 K_1　　E. 氨甲苯酸

10. 下列关于维生素 K 应用的描述，错误的是（　　）

A. 在肝细胞内参与凝血因子Ⅱ、Ⅶ、Ⅸ、Ⅹ的合成

B. 用于新生儿出血

C. 用于长期应用广谱抗生素引起的出血

D. 用于水杨酸类药物引起的出血

E. 用于严重肝硬化出血

11. 维生素 K 的拮抗剂是（　　）

A. 双香豆素　　B. 链激酶　　C. 枸橼酸钠

D. 肝素　　E. 尿激酶

12. 肝素用于体内抗凝最常用的给药途径为（　　）

A. 舌下含服　　B. 口服　　C. 肌内注射

D. 皮下注射　　E. 静脉注射

13. 肝素的抗凝作用特点是（　　）

A. 对已形成的血栓有降解作用

B. 在体内、体外均有抗凝作用

C. 可口服给药

D. 抗凝作用慢而持久

E. 在抗凝中要消耗许多凝血因子

14. 肝素过量所致的自发性出血首选（　　）

A. 维生素 K　　B. 鱼精蛋白　　C. 氨甲苯酸

D. 酚磺乙胺　　E. 巴曲酶

15. 仅用作体外抗凝的药物是（　　）

A. 枸橼酸钠　　B. 肝素　　C. 尿激酶

D. 华法林　　E. 醋硝香豆素

16. 香豆素类与下列哪种药物合用作用增强（　　）

A. 苯妥英钠　　B. 苯巴比妥　　C. 氯霉素

D. 维生素 K　　E. 以上都不是

17. 治疗门脉高压引起的上消化道出血宜用（　　）

A. 酚磺乙胺　　B. 维生素 K　　C. 垂体后叶素

D. 氨甲苯酸　　E. 卡巴克洛

18. 患者有胃溃疡，因关节疼痛擅自服用吲哚美辛后，突感上腹部不适，恶心、呕血，宜选用何药止血（　　）

A. 垂体后叶素　　B.PAMBA　　C. 维生素 K

D. 酚磺乙胺　　E. 卡巴克洛

19. 下肢静脉炎患者，长期卧床，突然发生呼吸困难、发热、剧烈疼痛、昏厥，诊断为肺栓塞，抗凝治疗最佳的是（　　）

A. 肝素　　B. 华法林　　C. 醋硝香豆素

D. 尿激酶　　E. 右旋糖酐

20. 周某，女，28 岁，妊娠 6 个月，自妊娠以来食欲不振、纳差，近来心慌、气促、乏力，血液化验提示红细胞数正常，血红蛋白 8g/L，应选用下列哪种药物治疗（　　）

A. 富马酸亚铁肠溶片　　B. 叶酸　　C. 四氢叶酸钙

D. 维生素 B_{12}　　E. 维生素 C

21. 叶某，女，30 岁，患肺结核多年未治愈，近来因患感冒病情加重，咳嗽时痰中带血，X 射线检查提示：右肺上叶纤维空洞性肺结核。因剧烈咳嗽引起大咯血，选下列何药止血最有效（　　）

A. 维生素 K　　B. 酚磺乙胺　　C. 氨甲苯酸

D. 凝血酶　　E. 垂体后叶素

22. 重组人促红素的适应证是（　　）

A. 缺铁性贫血　　B. 巨幼红细胞贫血　　C. 血小板减少性紫癜

D. 中性粒细胞减少症　　E. 肾功能不全所致的贫血

【X 型题】

23. 什么情况下可使华法林的抗凝作用增强（　　）

A. 慢性腹泻　　B. 同时服用西咪替丁　　C. 口服避孕药

D. 同时服用苯妥英钠　　E. 长期使用广谱抗生素

24. 维生素 B_{12} 的适应证包括（　　）

A. 缺铁性贫血　　B. 神经炎　　C. 恶性贫血

D. 再生障碍性贫血　　E. 巨幼红细胞贫血

25. 铁剂的不良反应包括（　　）

A. 口干　　B. 便秘　　C. 抑制呼吸中枢

D. 恶心，腹泻　　E. 血管神经性水肿

二、简答题

1. 缺铁性贫血发生的原因和服用铁剂的注意事项有哪些？
2. 比较抗凝药肝素、双香豆素和枸橼酸钠的作用异同点。

三、病例分析

患者，男，43岁，反复上腹部不适伴黑大便多年。6年前上腹部疼痛较前加重，昨起解柏油样大便2次，每次约250g，故来院诊治。体检：上腹有轻度压痛。实验室检查：红细胞 2.7×10^{12}/L，血红蛋白90g/L，白细胞 6.2×10^{9}/L，中性粒细胞0.76，淋巴细胞0.22。尿常规无异常，大便隐血试验（+++）。胃镜示：十二指肠溃疡并发出血。临床诊断：1. 十二指肠溃疡并发出血。2. 慢性失血性贫血。

讨论：

该类型贫血应服用哪种抗贫血药治疗？用药护理应注意什么问题？

第二十五章　作用于呼吸系统药

一、选择题

【A 型题】

1. 适用于胸膜炎干咳伴胸痛者的药物是（　　）

A. 氯化铵　　B. 喷托维林　　C. 可待因

D. 溴己新　　E. 氨茶碱

2. 既有黏痰溶解作用，还有解救对乙酰氨基酚中毒作用的药物是（　　）

A. 氨溴索　　B. 沙丁胺醇　　C. 乙酰半胱氨酸

D. 氯化铵　　E. 愈创甘油醚

3. 能使痰中糖蛋白多肽链中的二硫键断裂，使痰液黏度降低的药物为（　　）

A. 乙酰半胱氨酸　　B. 氯化铵　　C. 苯丙哌林

D. 苯佐那酯　　E. 可待因

4. 口服后刺激胃黏膜，引起轻度恶心，反射性促使呼吸道分泌物增加，使痰稀释而易咳出的药物是（　　）

A. 可待因　　B. 苯佐那酯　　C. 氯化铵

D. 色甘酸钠　　E. 乙酰半胱氨酸

5. 可待因的镇咳作用是（　　）

A. 直接抑制咳嗽中枢　　B. 直接扩张支气管　　C. 抑制外周的感受器

C. 祛痰　　E. 平喘

6. 有祛痰和酸化尿液作用的祛痰药是（　　）

A. 氯化铵　　B. 溴己新　　C. 乙酰半胱氨酸

D. 羧甲司坦　　E. 以上均不是

7. 长效类选择性激动 β_2 受体而产生平喘作用的药物是（　　）

A. 异丙托溴铵　　B. 氨茶碱　　C. 肾上腺素

D. 福莫特罗　　E. 异丙肾上腺素

8. 对 β_1、β_2 受体无选择性的 β 受体激动药是（　　）

A. 特布他林　　B. 异丙肾上腺素　　C. 普萘洛尔

D. 阿托品　　E. 克伦特罗

9. 下列何药对咳嗽中枢无抑制作用（ ）

A. 可待因　　B. 吗啡　　C. 溴己新

D. 喷托维林　　E. 右美沙芬

10. 通过抑制过敏介质的释放而预防哮喘发作的药物是（ ）

A. 异丙肾上腺素　　B. 氨茶碱　　C. 氯丙那林

D. 异丙托溴铵　　E. 色甘酸钠

11. 适用于心源性哮喘而禁用于支气管哮喘的药物是（ ）

A. 异丙肾上腺素　　B. 氨茶碱　　C. 吗啡

D. 肾上腺素　　E. 麻黄碱

12. 对支气管哮喘和心源性哮喘都适用的平喘药物是（ ）

A. 异丙肾上腺素　　B. 氨茶碱　　C. 吗啡

D. 肾上腺素　　E. 异丙托溴铵

13. 为减少不良反应，通常采用雾化吸入方法给药的是（ ）

A. 倍氯米松　　B. 氨茶碱　　C. 氯化铵

D. 溴己新　　E. 羧甲司坦

14. 不具有平喘作用的药物是（ ）

A. 特布他林　　B. 沙丁胺醇　　C. 氨茶碱

D. 苯佐那酯　　E. 肾上腺素

15. 下列对氨茶碱的叙述，错误的是（ ）

A. 宜饭后服用　　B. 缓慢静脉注射　　C. 心源性哮喘禁用

D. 静脉给药浓度勿高　　E. 睡前应用宜同服镇静药

16. 氨茶碱引起的不良反应不包括（ ）

A. 心律失常　　B. 血压下降　　C. 失眠、烦躁不安

D. 恶心、呕吐　　E. 肝损害

17. 用于哮喘持续状态或其他平喘药无效的顽固性哮喘宜选用（ ）

A. 酮替芬　　B. 氨茶碱　　C. 色甘酸钠

D. 异丙肾上腺素　　E. 二丙酸倍氯米松

18. 长期应用可引起咽部念珠菌感染的药物是（ ）

A. 色甘酸钠　　B. 氨茶碱　　C. 倍氯米松

D. 沙丁胺醇　　E. 肾上腺素

【X 型题】

19. 属于选择性 β_2 受体激动药的是（ ）

A. 肾上腺素　　B. 异丙肾上腺素　　C. 沙丁胺醇

D. 克伦特罗　　E. 特布他林

20. 下列属于祛痰药的有（　　）

A. 氯化铵　　B. 色甘酸钠　　C. 乙酰半胱氨酸

D. 苯佐那酯　　E. 溴己新

21. 氨茶碱的药理作用包括（　　）

A. 松弛平滑肌　　B. 兴奋心肌　　C. 抑制中枢

D. 利尿作用　　E. 增强膈肌收缩力

二、简答题

1. 常用平喘药有哪几类？各举一代表药物。
2. 氨茶碱的不良反应和用药注意事项有哪些？

三、处方分析

患者，女，65 岁，诊断为慢性支气管哮喘，请分析下列处方是否合理？

Rp：

醋酸泼尼松片　　5mg × 30

Sig.　5mg　t.i.d　p.o

氨茶碱片　　0.1g × 20

Sig.　0.1g　t.i.d　p.o

溴己新片　　8mg × 30

Sig.　16mg　t.i.d　p.o

第二十六章　作用于消化系统药

一、选择题

【A 型题】

1. 下列药物配伍错误的是（　　）
   A. 乳酶生 + 四环素　B. 氢氧化铝 + 三硅酸镁　C. 胃蛋白酶 + 稀盐酸
   D. 胰酶 + 碳酸氢钠　E. 胃蛋白酶 + 胰酶
2. 西咪替丁治疗消化性溃疡的原理是（　　）
   A. 阻断 H_2 受体，抑制胃酸分泌
   B. 阻断 M 受体，抑制胃酸分泌
   C. 阻断 H_1 受体，抑制胃酸分泌
   D. 阻断胃泌素受体，抑制胃酸分泌
   E. 使胃黏液分泌，保护溃疡面
3. 雷尼替丁最适宜治疗（　　）
   A. 荨麻疹　B. 胃、十二指肠溃疡　C. 慢性胃炎
   D. 过敏性支气管哮喘　E. 过敏性肠炎
4. 具有收敛和保护溃疡面作用的抗酸药是（　　）
   A. 碳酸氢钠　B. 三硅酸镁　C. 氧化镁
   D. 氢氧化铝　E. 碳酸钙
5. 溃疡病合并高血压宜用（　　）
   A. 复方氢氧化铝　B. 西咪替丁　C. 可乐定
   D. 碳酸钙　E. 溴丙胺太林
6. 可引起便秘的抗酸药是（　　）
   A. 三硅酸镁　B. 氧化镁　C. 复方氢氧化铝
   D. 氢氧化铝　E. 碳酸氢钠
7. 下列属于 H^+ 泵抑制剂的是（　　）
   A. 西咪替丁　B. 雷尼替丁　C. 奥美拉唑
   D. 枸橼酸铋钾　E. 米索前列醇

8. 消化性溃疡使用抗生素的主要目的是（　　）

A. 抑制胃酸分泌　　B. 减轻溃疡病的症状　　C. 清除肠道寄生菌

D. 抗幽门螺杆菌　　E. 保护胃黏膜

9. 硫酸镁不具有的作用是（　　）

A. 导泻　　B. 抗惊厥　　C. 镇痛

D. 利胆　　E. 降血压

10. 硫酸镁急性中毒选用何药抢救（　　）

A. 氯化铵　　B. 氯化铝　　C. 氯化钾

D. 氯化钙　　E. 氯化钠

11. 选择性阻断延髓催吐化学感受区（CTZ）的 D_2 受体，产生止吐作用的药物是（　　）

A. 氢氧化镁　　B. 硫酸镁　　C. 氢氧化铝

D. 硫糖铝　　E. 甲氧氯普胺

12. 长期应用可成瘾的止泻药是（　　）

A. 地芬诺酯　　B. 鞣酸蛋白　　C. 碳酸钙

D. 氢氧化铝　　E. 碱式碳酸铋

13. 一小儿饮食不当，引起消化性不良、肠胀气等，宜选用（　　）

A. 地芬诺酯　　B. 胃蛋白酶　　C. 胰酶

D. 鞣酸蛋白　　E. 乳酶生

14. 某便秘患者，用泻药后，尿液呈红色，经化验尿液为碱性，排除血尿，请分析他用的药物是（　　）

A. 液体石蜡　　B. 硫酸镁　　C. 酚酞

D. 开塞露　　E. 硫酸钠

15. 一女士因家庭纠纷，吃了数片安眠药后昏睡不醒，为加速肠内毒物的排出，应给予何药（　　）

A. 硫酸镁　　B. 硫酸钠　　C. 液体石蜡

D. 甘油　　E. 酚酞

16. 孙某，男，68 岁，患老年性便秘 1 年余，应选择以下何药治疗（　　）

A. 硫酸镁口服　　B. 硫酸钠　　C. 开塞露

D. 酚酞 + 液状石蜡 + 甘油　　E. 注射硫酸镁

17. 患者，女，45 岁。因持续的烧心和反酸就诊，诊断为胃食管反流，宜选用的抑酸药物是（　　）

A. 雷尼替丁　　B. 米索前列醇　　C. 吉法酯

D. 乳酶生　　E. 匹维溴铵

【X 型题】

18. 常用抗酸药的作用特点包括（　　）

A. 中和胃酸

B. 减少胃酸分泌

C. 降低胃蛋白酶活性

D. 对黏膜及溃疡面无保护作用

E. 餐后服药可延长药物作用时间

19. 昂丹司琼的适应证包括（　　）

A. 化疗性呕吐　　B. 放疗性呕吐　　C. 晕动病引起的呕吐

D. 吗啡引起的呕吐　　E. 术后呕吐

20. 奥美拉唑的作用特点是（　　）

A. 抑制 H^+ 泵　　B. 抑制基础胃酸分泌　　C. 缓解溃疡疼痛

D. 可抑制幽门螺杆菌　　E. 是一种高效抗消化性溃疡药

21. 硫酸镁具有下列哪些药理作用（　　）

A. 抗消化性溃疡　　B. 导泻作用　　C. 利胆作用

D. 中枢抑制作用　　E. 抗惊厥作用

二、简答题

1. 简述常用抗消化性溃疡药的分类及其代表药物。

2. 简述常用泻药的分类及其作用机制。

三、处方分析

1. 患儿，男，2 岁，近日腹泻，医生给予蒙脱石散和枯草杆菌二联活菌颗粒治疗，请分析上述用药是否合理？

2. 张某，男，25 岁，患胃溃疡，医生开出下列处方，请分析该处方是否合理？

Rp：

盐酸雷尼替丁片　　0.15g × 30、

Sig.　　0.3g　　b.i.d　　p.o

硫糖铝咀嚼片　　0.25g × 100

Sig.　　1.0g　　q.i.d　　嚼服

第二十七章　子宫兴奋药和子宫抑制药

一、选择题

【A 型题】

1. 缩宫素用于催产时，给药途径需采用（　　）
   A. 皮下注射　B. 口服　C. 静脉滴注
   D. 静脉注射　E. 肌注
2. 能降低子宫平滑肌对催产素敏感性的药物是（　　）
   A. 麦角胺　B. 麦角新碱　C. 孕激素
   D. 麦角毒　E. 雌激素
3. 能增加子宫平滑肌对催产素敏感性的药物是（　　）
   A. 麦角胺　B. 麦角新碱　C. 孕激素
   D. 麦角毒　E. 雌激素
4. 下列哪种情况可用催产素催产（　　）
   A. 产道畸形　B. 前置胎盘　C. 有剖宫产史
   D. 头盆不称　E. 头盆对称，胎位正常，宫缩无力
5. 对无胎位、产道异常而宫缩乏力的难产应选用（　　）
   A. 大剂量缩宫素静脉滴注
   B. 小剂量缩宫素静脉滴注
   C. 小剂量麦角新碱肌内注射
   D. 小剂量麦角新碱静脉滴注
   E. 小剂量缩宫素静脉滴注，若无效加用麦角新碱
6. 缩宫素对子宫作用特点是（　　）
   A. 妊娠早期子宫对缩宫素的敏感性高于妊娠末期子宫
   B. 对宫体和宫颈的作用无选择性
   C. 小剂量引起子宫节律性收缩
   D. 大剂量引起子宫节律性收缩
   E. 作用强大、持久

7. 缩宫素的临床用途不包括（　　）

A. 终止妊娠　　B. 催产　　C. 引产

D. 产后止血　　E. 止痛

8. 大剂量缩宫素可用于（　　）

A. 产后止血　　B. 引产　　C. 催产

D. 人工流产　　E. 利尿

9. 小剂量缩宫素用于（　　）

A. 产后子宫出血　　B. 月经过多　　C. 催产、引产

D. 高血压　　E. 促进产后子宫复旧

10. 麦角新碱禁用于催产、引产的原因是（　　）

A. 作用强大而持久，易致子宫强直性收缩

B. 作用弱而短，效果差

C. 吸收慢而不完全，难以达到有效浓度

D. 妊娠子宫对其不敏感

E. 对子宫颈的兴奋作用明显小于子宫底

11. 产后止血宜选用（　　）

A. 小剂量缩宫素　　B. 前列腺素　　C. 麦角新碱

D. 米非司酮　　E. 依沙吖啶

12. 可与咖啡因合用治疗偏头痛的药物是（　　）

A. 麦角流浸膏　　B. 麦角新碱　　C. 麦角胺

D. 氢化麦角毒　　E. 益母草

13. 患者，女，28 岁，患高血压 4 个月。自然分娩，产后 4 小时突然阴道大出血，宜选用（　　）

A. 小剂量缩宫素静脉滴注

B. 麦角新碱

C. 麦角胺

D. 大剂量缩宫素静脉滴注

E. 垂体后叶素

14. 患者，女，25 岁，患有急性粟粒性肺结核，用氨基苷类药物治疗期间意外妊娠，可用哪种药物引产（　　）

A. 麦角胺　　B. 麦角新碱　　C. 雌激素

D. 前列腺素　　E. 大剂量缩宫素

15. 麦角新碱治疗产后出血的主要机制是（　　）

A. 收缩血管

B. 引起子宫平滑肌强直性收缩

C. 促进凝血过程
D. 抑制纤溶系统
E. 降低血压

16. 关于垂体后叶素的药理作用，下列哪项是错误的（　　）
A. 兴奋胃肠道平滑肌
B. 对子宫平滑肌的选择性高
C. 增加肾集合管对水分的再吸收
D. 收缩肺血管
E. 升高血压

17. 对子宫平滑肌无松弛作用的药物是（　　）
A. 特布他林　　B. 利托君　　C. 硝苯地平
D. 硫酸镁　　E. 前列腺素 E_2

【X 型题】

18. 缩宫素的临床用途包括（　　）
A. 催产　　B. 引产　　C. 流产
D. 产后出血　　E. 促进排乳

19. 麦角新碱临床用途包括（　　）
A. 催产　　B. 引产　　C. 子宫出血
D. 产后子宫复原　　E. 流产

20. 防止早产的药物包括（　　）
A. 利托君　　B. 硫酸镁　　C. 沙丁胺醇
D. 克仑特罗　　E. 益母草

21. 关于前列腺素，叙述正确的是（　　）
A. 对各期妊娠子宫均有兴奋作用
B. 可用于足月引产
C. 可用于防治早产
D. 与生殖系统有关的前列腺素有 PGE_2、PGH_2 等
E. 临床已试用为催经抗早孕药物

二、简答题

1. 为什么大剂量缩宫素不能用于引产或催产，它有什么用途？

2. 同样能兴奋子宫平滑肌，为什么缩宫素可用于引产和催产，而麦角生物碱却不能？

三、处方分析

李某，初产妇，28 岁，妊娠足月自然分娩，但因胎盘滞留，于产后阴道大出血，医生开具下列处方，请问处方是否合理？为什么？

Rp：

缩宫素注射液　　10U/mL

Sig.　　10U　　i.m　　st!

马来酸麦角新碱注射液　　0.5mg × 4

Sig.　　0.5mg　　i.m　　p.r.n　　2h 后重复一次

第二十八章　性激素类药和避孕药

一、选择题

【A 型题】

1. 雌激素的临床用途有（　　）
   A. 痛经　B. 功能性子宫出血　C. 消耗性疾病
   D. 先兆流产　E. 绝经期前的乳腺癌
2. 卵巢功能低下可选用（　　）
   A. 己烯雌酚　B. 黄体酮　C. 甲睾酮
   D. 泼尼松　E. 炔诺酮
3. 雌激素类药和孕激素类药均可用于（　　）
   A. 前列腺癌　B. 绝经期综合征　C. 乳房胀痛
   D. 晚期乳腺癌　E. 痤疮
4. 雌激素避孕的主要环节是（　　）
   A. 抑制排卵　B. 抗孕卵着床　C. 影响子宫收缩
   D. 影响胎盘功能　E. 杀灭精子
5. 大剂量孕激素的适应证是（　　）
   A. 痛经　B. 子宫内膜异位症　C. 闭经
   D. 功能性子宫出血　E. 先兆流产
6. 治疗再生障碍性贫血可用（　　）
   A. 雌激素类药　B. 雄激素类药　C. 同化激素类药
   D. 孕激素类药　E. 盐皮质激素类药
7. 关于雄激素作用，下列叙述哪项不正确（　　）
   A. 促进男性性征和生殖器官的发育
   B. 抗雌激素作用
   C. 抑制蛋白质合成
   D. 抑制垂体前叶分泌促性腺激素
   E. 大剂量促进骨髓造血功能

8. 关于孕激素作用，下列叙述哪项不正确（　　）
A. 促使子宫内膜由增殖期转为分泌期
B. 促使乳腺腺泡发育
C. 一定剂量可抑制卵巢排卵
D. 保钠排钾作用
E. 抑制子宫平滑肌的收缩
9. 抑制排卵避孕药的较常见的不良反应是（　　）
A. 子宫不规则出血　B. 闭经　C. 类早孕反应
D. 哺乳妇女乳汁减少　E. 乳房肿块
10. 主要抑制排卵的避孕药是（　　）
A. 雌激素与孕激素复方制剂
B. 前列腺素
C. 甲睾酮
D. 大剂量炔诺酮
E. 己烯雌酚
11. 下列关于雌激素的描述，哪一项是错误的（　　）
A. 升高血清三酰甘油和磷脂
B. 降低血清胆固醇和低密度脂蛋白
C. 降低血清高密度脂蛋白
D. 醛固酮分泌增加
E. 增加骨骼的钙盐沉积
12. 雄激素的临床用途有（　　）
A. 不孕症　B. 痛经止痛　C. 功能性子宫出血
D. 先兆流产　E. 人工周期
13. 长效口服避孕药是（　　）
A. 甲地孕酮　B. 炔诺酮片　C. 复方炔诺酮片
D. 复方氯地孕酮片　E. 双炔失碳酯片
14. 卵巢功能低下时可选用（　　）
A. 黄体酮　B. 甲睾酮　C. 泼尼松龙
D. 甲地孕酮　E. 己烯雌酚

【X 型题】

15. 雄激素类药的临床用途包括（　　）
A. 睾丸功能不全　B. 功能性子宫出血　C. 再生障碍性贫血
D. 痤疮　E. 晚期乳腺癌

16. 短效口服避孕药的作用机制是（　　）

A. 通过负反馈机制抑制下丘脑－垂体－卵巢轴，使排卵过程受抑制

B. 可能抑制子宫内膜的正常增殖，干扰孕卵着床

C. 可能影响输卵管的正常活动，使受精卵不能适时到达子宫

D. 通过负反馈机制抑制下丘脑－垂体－卵巢轴，使受精过程受抑制

E. 子宫颈黏液变得黏稠，使精子不易进入子宫腔

二、简答题

1. 试述雌激素的药理作用和临床用途。
2. 简述孕激素的临床用途。

第二十九章　肾上腺皮质激素类药

一、选择题

【A 型题】

1. 糖皮质激素大剂量突击疗法适用于（　　）
   A. 感染中毒性休克　B. 肾病综合征　C. 结缔组织病
   D. 恶性淋巴瘤　E. 顽固性支气管哮喘
2. 严重肝功能不全的患者需用糖皮质激素时宜用（　　）
   A. 可的松　B. 地塞米松　C. 泼尼松
   D. 氟轻松　E. 氢化可的松
3. 糖皮质激素用于严重感染时必须（　　）
   A. 逐渐加大剂量
   B. 加用 ACTH
   C. 合用肾上腺素
   D. 合用有效、足量的抗生素
   E. 用药至症状改善后一周
4. 小剂量糖皮质激素替代疗法用于治疗（　　）
   A. 败血症　B. 肾病综合征　C. 肾上腺嗜铬细胞瘤
   D. 严重中毒性感染　E. 肾上腺皮质功能减退症
5. 糖皮质激素的药理作用不包括（　　）
   A. 抗炎　B. 抗免疫　C. 抗病毒
   D. 抗休克　E. 抗过敏
6. 糖皮质激素隔日疗法的给药时间最好在（　　）
   A. 早上 5 点左右　B. 上午 8 点左右　C. 中午 12 点左右
   D. 下午 5 点左右　E. 晚上 8 点左右
7. 糖皮质激素禁用于（　　）
   A. 角膜炎　B. 视神经炎　C. 虹膜炎
   D. 角膜溃疡　E. 视网膜炎

8. 下列哪一项不是糖皮质激素的禁忌证（　　）
A. 活动性肺结核　B. 妊娠早期　C. 创伤修复期
D. 严重精神病　E. 肾病综合征
9. 下列不属于糖皮质激素类药物的是（　　）
A. 可的松　B. 泼尼松　C. 地塞米松
D. 醛固酮　E. 氟轻松
10. 糖皮质激素的抗内毒素作用是指（　　）
A. 破坏内毒素
B. 中和内毒素
C. 提高机体对内毒素的耐受力
D. 直接杀灭内毒素
E. 杀灭病毒
11. 糖皮质激素可使血液中哪种成分减少（　　）
A. 红细胞　B. 淋巴细胞　C. 血小板
D. 中性白细胞　E. 血红蛋白
12. 糖皮质激素不适用于下列哪种情况的治疗（　　）
A. 中毒性菌痢　B. 重症伤寒　C. 霉菌感染
D. 暴发型流行性脑膜炎　E. 猩红热
13. 不宜用糖皮质激素类药物治疗的疾病为（　　）
A. 中毒性肺炎　B. 过敏性休克　C. 支气管哮喘
D. 红斑狼疮　E. 腮腺炎
14. 使用糖皮质激素治疗的患者宜采取（　　）
A. 高盐、低糖、高蛋白饮食
B. 低盐、低糖、高蛋白饮食
C. 低盐、低糖、低蛋白饮食
D. 高盐、高糖、低蛋白饮食
E. 高盐、高糖、高蛋白饮食
15. 炎症后期使用糖皮质激素的目的是（　　）
A. 稳定溶酶体膜
B. 降低毛细血管通透性
C. 促进炎症消散
D. 降低毒素对机体的损害
E. 抑制肉芽组织生长，防止粘连和瘢痕形成

【X 型题】

16. 糖皮质激素对消化系统的作用有（　　）
   A. 胃酸分泌增加　B. 胃蛋白酶的分泌增加　C. 抑制胃黏液分泌
   D. 增加胃黏液分泌　E. 诱发脂肪肝
17. 长期应用糖皮质激素的不良反应有（　　）
   A. 诱发红斑狼疮　B. 肾上腺皮质功能不全　C. 诱发和加重感染
   D. 诱发支气管哮喘　E. 诱发和加重溃疡
18. 大剂量糖皮质激素突击疗法用于（　　）
   A. 垂体前叶功能减退症　B. 肾上腺皮质功能不全　C. 严重感染
   D. 各种休克　E. 肾上腺皮质次全切除术
19. 下列哪些疾病不宜用糖皮质激素治疗（　　）
   A. 骨质疏松　B. 重度高血压　C. 癫痫大发作
   D. 胰岛素依赖性糖尿病　E. 精神分裂症

二、简答题

1. 试述糖皮质激素的药理作用。
2. 简述糖皮质激素的临床用途。
3. 糖皮质激素的不良反应与禁忌证有哪些?

第三十章　甲状腺激素类药和抗甲状腺药

一、选择题

【A 型题】

1. 适用于治疗呆小病的药物是（　　）
   A. 甲硫氧嘧啶　　B. 甲巯咪唑　　C. 小剂量碘
   D. 卡比马唑　　E. 甲状腺素
2. 治疗黏液性水肿的药物是（　　）
   A. 甲硫氧嘧啶　　B. 甲巯咪唑　　C. 小剂量碘
   D. 卡比马唑　　E. 甲状腺素
3. 用于甲亢内科治疗的药物是（　　）
   A. 丙硫氧嘧啶　　B. 大剂量碘　　C. 小剂量碘
   D. 碘化物　　E. 放射性 ^{131}I
4. 用于甲亢手术前准备，可使腺体缩小变硬、血管减少，有利于手术进行的药物是（　　）
   A. 丙硫氧嘧啶　　B. 放射性 ^{131}I　　C. 卡比马唑
   D. 小剂量碘　　E. 大剂量碘
5. 下列哪种疾病禁用甲状腺激素（　　）
   A. 克汀病　　B. 呆小病　　C. 甲状腺危象
   D. 黏液性水肿　　E. 单纯性甲状腺肿
6. 碘化物不能单独用于甲亢内科治疗的原因是（　　）
   A. 使甲状腺组织退化　　B. 使腺体增生、肥大　　C. 使甲状腺功能减退
   D. 使甲状腺功能亢进　　E. 失去抑制激素合成的效应
7. 大剂量碘产生抗甲状腺作用的主要原因是（　　）
   A. 抑制甲状腺激素的合成　　B. 使腺泡上皮破坏、萎缩　　C. 抑制免疫球蛋白的生成
   D. 抑制甲状腺激素的释放　　E. 抑制碘泵
8. 能抑制外周组织的 T_4 转变成 T_3 的抗甲状腺药是（　　）
   A. 甲硫氧嘧啶　　B. 丙硫氧嘧啶　　C. 甲巯咪唑

D. 卡比马唑　　E. 大剂量碘

9. 通过抑制甲状腺球蛋白水解酶而减少甲状腺激素释放的药物是（　　）

A. 丙硫氧嘧啶　　B. 大剂量碘　　C. 卡比马唑

D. 甲巯咪唑　　E. 小剂量碘

10. 甲亢术前准备，正确给药应是（　　）

A. 先给碘化物，术前 2 周再给硫脲类

B. 只给硫脲类

C. 先给硫脲类，术前 2 周再给碘化物

D. 只给碘化物

E. 以上都不正确

11. 下列哪一种情况慎用碘剂（　　）

A. 粒细胞缺乏　　B. 甲状腺危象　　C. 单纯性甲状腺肿

D. 妊娠　　E. 甲亢手术前准备

12. 丙硫氧嘧啶的主要作用机制是（　　）

A. 抑制甲状腺激素的生物合成

B. 抑制甲状腺摄取碘

C. 抑制甲状腺激素的释放

D. 抑制 TSH 分泌

E. 抑制 T_3 转化为 T_4

【B 型题】

A. 可导致甲状腺功能低下

B. 可导致血管神经性水肿、上呼吸道水肿及喉头水肿

C. 可导致粒细胞缺乏症

D. 可诱发心绞痛和心肌梗死

E. 可引起不同程度的肝坏死

13. 甲状腺素（　　）

14. 卡比马唑（　　）

15. 放射性 ^{131}I（　　）

16. 大剂量碘剂（　　）

A. 使甲状腺泡上皮破坏、减少分泌

B. 使甲状腺组织退化、血管减少、腺体缩小变韧

C. 抑制过氧化物酶，从而抑制甲状腺激素的生物合成

D. 对甲状腺激素代谢无作用，仅能改善甲亢症状

E. 使摄碘率高，摄碘高峰前移

17. 大剂量碘剂（　　）

18. 丙硫氧嘧啶（　　）

19. 放射性 ^{131}I（　　）

20. 普萘洛尔（　　）

【X 型题】

21. 大剂量碘的应用有（　　）

A. 甲亢的术前准备　B. 甲亢的内科治疗　C. 单纯性甲状腺肿

D. 甲状腺危象　E. 黏液性水肿

22. 丙硫氧嘧啶的主要临床适应证有（　　）

A. 黏液性水肿　B. 甲状腺危象　C. 甲亢术前准备

D. 单纯性甲状腺肿　E. 甲状腺功能亢进

23. 下列哪些药物可用于治疗甲亢（　　）

A. 卡比马唑　B. 丙硫氧嘧啶　C. 泼尼松

D. 普萘洛尔　E. 苯乙双胍

二、简答题

1. 甲亢手术术前准备时，为什么要将丙硫氧嘧啶和大剂量碘剂联用?

2. 简述甲状腺危象的用药选择及其依据。

第三十一章　胰岛素和口服降血糖药

一、选择题

【A 型题】

1. 下列哪一种糖尿病不宜首选胰岛素（　　）
   A. 合并重度感染的糖尿病
   B. 轻、中型糖尿病
   C. 需做手术的糖尿病
   D. 妊娠期糖尿病
   E. 糖尿病酮症酸中毒
2. 有关胰岛素的描述，哪一项是错误的（　　）
   A. 适用于各型糖尿病　B. 必须冷藏保存　C. 饭后半小时给药
   D. 经常更换注射部位　E. 防止发生低血糖症
3. 可造成乳酸性酸血症的降血糖药是（　　）
   A. 苯乙双胍　B. 氯磺丙脲　C. 甲苯磺丁脲
   D. 格列本脲　E. 阿卡波糖
4. 胰岛素常用的给药途径是（　　）
   A. 舌下含服　B. 口服　C. 皮下注射
   D. 肌内注射　E. 静脉注射
5. 对糖尿病酮症酸中毒昏迷的患者应立即采用的措施是（　　）
   A. 静脉注射普通胰岛素
   B. 静脉注射珠蛋白锌胰岛素
   C. 静脉注射精蛋白锌胰岛素
   D. 皮下注射普通胰岛素
   E. 以上均可
6. 对肥胖的轻中度 2 型糖尿病最好选用（　　）
   A. 优降糖　B. 氯磺丙脲　C. 二甲双胍
   D. 格列齐特　E. 格列吡嗪

7. 使用胰岛素过程中出现饥饿感，出汗，心悸等症，应立即给予（　　）

A. 达美康　　B. 格列齐特　　C. 肾上腺素

D. 葡萄糖　　E. 双胍类

8. 糖尿病患者大手术时宜选用胰岛素治疗的理由是（　　）

A. 改善糖代谢　　B. 改善脂肪代谢　　C. 改善蛋白质代谢

D. 避免胰岛素耐受性　　E. 防止和纠正代谢紊乱

9. 既有降血糖作用，又有抗利尿作用的药物是（　　）

A. 二甲双胍　　B. 氯磺丙脲　　C. 阿卡波糖

D. 罗格列酮　　E. 甲苯磺丁脲

10. 胰岛素的作用不包括（　　）

A. 促进糖原合成和贮存

B. 抑制糖原分解和异生

C. 加速葡萄糖的氧化和酵解

D. 增加葡萄糖的转运

E. 抑制脂肪的合成并促进其分解

11. 阿卡波糖降血糖的机制是（　　）

A. 促进组织摄取葡萄糖

B. 刺激胰岛 β 细胞释放胰岛素

C. 在小肠减少葡萄糖的吸收

D. 抑制胰高血糖素的分泌

E. 促进葡萄糖的排泄

12. 能促进胰岛 β 细胞释放胰岛素的降血糖药是（　　）

A. 二甲双胍　　B. 瑞格列奈　　C. 阿卡波糖

D. 精蛋白锌胰岛素　　E. 珠蛋白锌胰岛素

13. 胰岛素和磺酰脲类的共同不良反应是（　　）

A. 粒细胞减少　　B. 低血糖反应　　C. 过敏反应

D. 局部反应　　E. 共济失调

【X 型题】

14. 胰岛功能丧失后，仍有降血糖作用的是（　　）

A. 胰岛素　　B. 格列本脲　　C. 二甲双胍

D. 甲苯磺丁脲　　E. 阿卡波糖

15. 胰岛素的药理作用，正确的是（　　）

A. 降低血糖　　B. 抑制蛋白质合成　　C. 降低血酮体

D. 抑制钾离子转运　　E. 促进脂肪合成

16. 属于双胍类药物的不良反应是（　　）
A. 胃肠道反应　B. 过敏反应　C. 粒细胞缺乏症
D. 乳酸血症　E. 低血糖反应
17. 下列哪些药物属于胰岛素促泌药（　　）
A. 那格列奈　B. 阿卡波糖　C. 格列吡嗪
D. 罗格列酮　E. 格列齐特
18. 胰岛素可能产生下列哪些不良反应（　　）
A. 低血糖反应　B. 皮下脂肪萎缩　C. 过敏反应
D. 胰岛素耐受性　E. 粒细胞减少
19. 胰岛素可用于（　　）
A. 1 型糖尿病　B. 糖尿病合并严重感染　C. 糖尿病合并高热
D. 糖尿病合并酮症酸中毒　E. 防治心肌梗死时的心律失常
20. 磺酰脲类降糖药的特点是（　　）
A. 促进已合成的胰岛素释放
B. 对胰腺尚有一定胰岛素合成能力的患者有效
C. 对胰岛功能完全丧失的糖尿病患者也有效
D. 在小肠延缓葡萄糖的吸收
E. 刺激 β 细胞的增殖和分泌，抑制 β 细胞凋亡

二、简答题

1. 简述胰岛素的药理作用和临床用途。
2. 简述口服降糖药的分类及其药理作用。

第三十二章　抗生素概论

一、选择题

【A 型题】

1. 化疗指数是指（　　）

A. ED_{50}/LD_{50}　　B. ED_{90}/LD_{10}　　C. LD_{50}/ED_{50}

D. LD_{90}/ED_{10}　　E. ED_{95}/LD_{5}

2. 下列何种抗生素属于抑菌药（　　）

A. 大环内酯类　　B. 头孢菌素类　　C. 多黏菌素类

D. 氨基苷类　　E. 青霉素类

3. 对细菌耐药性的叙述，正确的是（　　）

A. 是由于细菌毒性大

B. 细菌与药物多次接触后，对药物敏感性下降甚至消失

C. 细菌与药物一次接触后，对药物敏感性下降

D. 是药物不良反应的一种表现

E. 是药物对细菌缺乏选择性

4. 有甲、乙、丙三种抗生素，其 LD_{50} 分别为 40mg/kg、40mg/kg、60mg/kg，ED_{50} 分别为 10mg/kg、20mg/kg、20mg/kg，三药的化疗指数大小顺序为（　　）

A. 甲 = 乙 = 丙　　B. 甲 > 乙 > 丙　　C. 甲 < 乙 < 丙

D. 甲 > 丙 > 乙　　E. 甲 < 丙 < 乙

5. 抑制细菌的转肽酶，阻止黏肽交叉连接的药物是（　　）

A. 四环素　　B. 环丝氨酸　　C. 万古霉素

D. 青霉素　　E. 杆菌肽

6. 特异性抑制细菌 DNA 依赖的 RNA 多聚酶的药物是（　　）

A. 磺胺类　　B. 甲氧苄啶　　C. 喹诺酮类

D. 对氨水杨酸　　E. 利福平

7. 下列哪种药物属速效抑菌药（　　）

A. 青霉素 G　　B. 头孢氨苄　　C. 米诺环素

D. 庆大霉素　　E. 磺胺嘧啶

8. 下列哪种药物属慢效抑菌药（　　）

A. 磺胺甲噁唑　　B. 青霉素 G　　C. 喹诺酮类

D. 庆大霉素　　E. 红霉素

9. 下列抗生素中，抗菌谱最广的是（　　）

A. 万古霉素　　B. 妥布霉素　　C. 红霉素

D. 青霉素　　E. 四环素

10. 影响细菌胞浆膜通透性的药物为（　　）

A. 万古霉素　　B. 多黏菌素　　C. 林可霉素

D. 青霉素　　E. 氯霉素

11. 下列哪项不是抗生素联合用药的目的（　　）

A. 扩大抗菌谱　　B. 增强抗菌效果　　C. 减少耐药菌的出现

D. 延长作用时间　　E. 减少毒副作用

【B 型题】

A. 无关　　B. 相加　　C. 协同

D. 拮抗　　E. 耐药

12. 青霉素与磺胺嘧啶合用（　　）

13. 红霉素与磺胺嘧啶合用（　　）

14. 青霉素与红霉素合用（　　）

15. 青霉素与庆大霉素合用（　　）

A. 抑制细胞壁的合成　　B. 抑制蛋白质的合成　　C. 抑制叶酸的合成

D. 抑制核酸的合成　　E. 影响胞浆膜的通透性

16. 头孢菌素的抗菌机制（　　）

17. 诺氟沙星的抗菌机制（　　）

18. 两性霉素 B 的抗菌机制（　　）

19. 四环素的抗菌机制（　　）

20. 磺胺甲噁唑的抗菌机制（　　）

二、简答题

1. 抗生素的作用机制有哪些？

2. 细菌对药物产生耐药性的机制有哪些？

三、处方分析

患者，男，26 岁。因患急性上呼吸道感染，医生给予以下处方，请问以下处方是否合理？为什么？

Rp：

阿莫西林胶囊　0.25g × 48

Sig.　0.5g　q.i.d　p.o

罗红霉素片　0.15g × 12

Sig.　0.15g　b.i.d　p.o

第三十三章 β－内酰胺类抗生素

一、选择题

【A 型题】

1. 下列有关青霉素 G 性质的描述，错误的是（　　）
A. 水溶液性质不稳定
B. 有过敏反应，甚至引起过敏性休克
C. 口服可被胃酸破坏
D. 半衰期为 4 ～ 6 小时
E. 不耐酶，青霉素酶可使其失去活性

2. 青霉素对下列哪种病原体无效（　　）
A. 脑膜炎奈瑟菌　B. 螺旋体　C. 流感嗜血杆菌
D. 放线菌　E. 白喉棒状杆菌

3. β－内酰胺类抗生素的抗菌机制是（　　）
A. 抑制细菌细胞壁合成　B. 影响胞浆膜的通透性　C. 抑制细菌核酸合成
D. 抑制细菌蛋白质合成　E. 影响细菌叶酸代谢

4. 和细菌的青霉素结合蛋白（PBPs）有高度亲和力，对 β－内酰胺酶高度稳定的药物是（　　）
A. 亚胺培南　B. 氧氟沙星　C. 磺胺甲基异噁唑
D. 呋喃妥因　E. 阿米卡星

5. 以下不能口服的青霉素是（　　）
A. 氨苄西林　B. 青霉素 V　C. 羧苄西林
D. 阿莫西林　E. 苯唑西林

6. 下列有关头孢菌素的叙述，错误的是（　　）
A. 抗菌机制与青霉素类相似
B. 第三代头孢菌素有严重肾毒性
C. 第三代头孢菌素对 β－内酰胺酶稳定性较高
D. 第一代头孢菌素对铜绿假单胞菌无效

E. 与青霉素类有部分交叉过敏反应

7. 主要用于治疗伤寒、副伤寒的青霉素类药物是（　　）

A. 氨苄西林　　B. 双氯西林　　C. 羧苄西林

D. 苄星青霉素　　E. 青霉素

8. 青霉素 G 对下列何种疾病无效（　　）

A. 猩红热　　B. 蜂窝织炎　　C. 流脑

D. 大叶性肺炎　　E. 伤寒

9. 对铜绿假单胞菌感染，下列药物中无效的是（　　）

A. 羧苄西林　　B. 头孢哌酮　　C. 哌拉西林

D. 头孢拉定　　E. 头孢他啶

10. 青霉素 G 水溶液久置可引起（　　）

A. 药效降低　　B. 作用时间延长　　C. 易诱发过敏反应

D. A + B　　E. A + C

11. 青霉素过敏性休克抢救应首选（　　）

A. 肾上腺素　　B. 去甲肾上腺素　　C. 肾上腺皮质激素

D. 多巴胺　　E. 马来酸氯苯那敏

12. 对青霉素最易产生耐药性的细菌是（　　）

A. 溶血性链球菌　　B. 肺炎链球菌　　C. 金黄色葡萄球菌

D. 白喉棒状杆菌　　E. 破伤风芽孢杆菌

13. 克拉维酸与阿莫西林配伍应用是利用其（　　）

A. 抗菌谱广

B. 抗菌作用强大

C. 可与阿莫西林竞争肾小管分泌

D. 可使阿莫西林口服吸收更好

E. 抑制 β－内酰胺酶，增强抗菌效果

14. 下列有关第一代头孢菌素的叙述，错误的是（　　）

A. 对革兰阳性菌的作用强

B. 对革兰阴性菌也有很强作用

C. 肾毒性较第二代、第三代大

D. 对铜绿假单胞菌无效

E. 主要用于耐药金黄色葡萄球菌感染及敏感菌引起的呼吸道和泌尿道感染

15. 以下属于单环 β－内酰胺类药物的是（　　）

A. 哌拉西林　　B. 亚胺培南　　C. 头孢氨苄

D. 氨曲南　　E. 舒巴哌酮

16. 用青霉素治疗梅毒、钩端螺旋体病时出现寒战、咽痛、心率加快等症状，其原

因可能是大量病原体被杀灭后出现的全身性反应，这种反应称为（　　）

A. 瑞夷综合征　　B. 青霉素脑病　　C. 金鸡纳反应

D. 赫氏反应　　E.Stevens–Johnson 综合征

【B 型题】

A. 青霉素 V　　B. 苯唑西林　　C. 替卡西林

D. 哌拉西林　　E. 舒巴坦

17. 主要用于耐药金黄色葡萄球菌感染的半合成青霉素是（　　）

18. 耐酸、不耐酶、抗菌活性不及青霉素，与青霉素有交叉过敏反应的是（　　）

19. 口服不吸收，临床主要用于铜绿假单胞菌感染治疗的是（　　）

20. 与氨苄西林配伍可防止耐药的是（　　）

二、简答题

1. 青霉素最严重的不良反应是什么？如何防治？

2. 简述耐酶青霉素的特点和临床用途。

三、处方分析

患者，女，45 岁，患严重的呼吸道感染，药敏实验对青霉素与庆大霉素敏感。医生开处方如下，分析用药是否合理，为什么？

处方：

青霉素 G 钠注射液　　800 万 U × 3

庆大霉素注射液　　24 万 U × 3

10% 葡萄糖注射液　　1000mL × 3

Sig.　　混合后静脉滴注　　q.d

第三十四章　大环内酯类、林可霉素类和多肽类抗生素

一、选择题

【A 型题】

1. 对大环内酯类药物不敏感的细菌是（　　）
   A. 白喉棒状杆菌　B. 淋病奈瑟菌　C. 伤寒沙门菌
   D. 军团菌　E. 流感嗜血杆菌
2. 不属于大环内酯类的药物是（　　）
   A. 红霉素　B. 阿奇霉素　C. 乙酰螺旋霉素
   D. 克林霉素　E. 克拉霉素
3. 治疗金黄色葡萄球菌引起的急、慢性骨髓炎最好选用（　　）
   A. 阿莫西林　B. 红霉素　C. 头孢曲松
   D. 克林霉素　E. 乙酰螺旋霉素
4. 红霉素与克林霉素合用可能的结果是（　　）
   A. 扩大抗菌谱
   B. 竞争结合部位，产生拮抗作用
   C. 增强抗菌活性
   D. 降低毒性
   E. 减少耐药性
5. 以下大环内酯类肝脏损害最严重的是（　　）
   A. 依托红霉素　B. 琥乙红霉素　C. 红霉素
   D. 克拉霉素　E. 以上都不是
6. 红霉素不能分布于（　　）
   A. 胆汁　B. 脑脊液　C. 肺
   D. 肾脏　E. 肝脏
7. 下列哪种药物对克林霉素所致伪膜性肠炎有较好疗效（　　）

A. 红霉素 B. 林可霉素 C. 万古霉素
D. 交沙霉素 E. 麦迪霉素

8. 肾功能不全的患者，下列何种抗生素的 $t_{1/2}$ 会显著延长（ ）
A. 林可霉素 B. 万古霉素 C. 克林霉素
D. 麦迪霉素 E. 以上都不是

9. 患者，男，6岁，高热，呼吸困难，双肺有广泛小水泡音，诊断为支气管肺炎，青霉素皮试阳性，宜选用（ ）
A. 氯霉素 B. 四环素 C. 头孢唑啉
D. 磺胺嘧啶 E. 红霉素

10. 军团菌感染应首选（ ）
A. 青霉素 B. 链霉素 C. 土霉素
D. 四环素 E. 红霉素

11. 以下哪项不属于万古霉素的抗菌特点（ ）
A. 属于窄谱抗生素
B. 用于耐甲氧西林的金黄色葡萄球菌感染
C. 用于难辨芽孢梭状杆菌感染
D. 用于痢疾杆菌感染
E. 用于严重耐药的肺炎链球菌感染

12. 下列药物中半衰期最长的是（ ）
A. 阿莫西林 B. 乙酰螺旋霉素 C. 阿奇霉素
D. 头孢氨苄 E. 罗红霉素

13. 静脉滴注速度过快可能发生“红人综合征”的药物是（ ）
A. 红霉素 B. 阿莫西林 C. 万古霉素
D. 克林霉素 E. 阿奇霉素

14. 关于红霉素的叙述哪项是错误的（ ）
A. 口服易被胃酸破坏 B. 抗菌效力不如青霉素 C. 为广谱抗生素
D. 为速效抑菌药 E. 可用于耐药金黄色葡萄球菌感染

15. 对克林霉素的描述正确的是（ ）
A. 可与红霉素合用，发挥协同作用
B. 与红霉素作用机制相同
C. 对厌氧菌无效
D. 易发生过敏性休克
E. 口服难吸收

【B 型题】

A. 依托红霉素　　B. 去甲万古霉素　　C. 乙酰螺旋霉素
D. 青霉素　　E. 克拉霉素

16. 吸收后脱乙酰基抗菌作用增强的是（　　）
17. 属多肽类、仅对 G^+ 菌有效的是（　　）
18. 长期使用可引起胆汁淤积性黄疸的是（　　）

【X 型题】

19. 下列属于大环内酯类的药物是（　　）
A. 红霉素　　B. 林可霉素　　C. 乙酰螺旋霉素
D. 克拉霉素　　E. 阿奇霉素
20. 下述选项中属于大环内酯类药物不良反应的是（　　）
A. 静脉滴注速度过快发生心脏毒性
B. 肺毒性
C. 呕吐、腹胀、腹痛
D. 耳毒性
E. 皮疹、药热等过敏反应

二、简答题

简述林可霉素类的抗菌作用特点和临床用途。

三、处方分析

患者，男，28 岁，患感染性心内膜炎，病情尚不严重，因有青霉素过敏史，医生开处方如下，分析用药是否合理？为什么？

Rp：
红霉素片　　0.1g × 36
Sig.　　0.2g　　q.i.d　　p.o
林可霉素注射液　　0.6g × 6
Sig.　　0.6g　　b.i.d　　i.m

第三十五章　氨基苷类抗生素

一、选择题

【A 型题】

1. 氨基苷类抗生素的共同特点不包括（　　）
   A. 由氨基糖分子和苷元结合而成
   B. 水溶性好、性质稳定
   C. 抗菌谱广
   D. 对革兰阴性需氧杆菌具有高度抗菌活性
   E. 与核蛋白体 30S 亚基结合，抑制蛋白质合成
2. 氨基苷类药物主要分布于（　　）
   A. 血浆　　B. 细胞内液　　C. 细胞外液
   D. 脑脊液　　E. 浆膜腔
3. 对氨基苷类抗生素不敏感的细菌是（　　）
   A. 各种厌氧菌　　B. 大肠埃希菌　　C. 克雷伯杆菌
   D. 金黄色葡萄球菌　　E. 铜绿假单胞菌
4. 庆大霉素治疗无效的感染是（　　）
   A. 绿脓杆菌感染
   B. 结核性脑膜炎
   C. 大肠杆菌所致尿路感染
   D. 革兰阴性杆菌感染所致的败血症
   E. 细菌性心内膜炎
5. 链霉素临床用途较少是由于（　　）
   A. 口服不易吸收
   B. 仅对肾脏毒性大
   C. 抗菌作用较弱
   D. 耐药菌株较多且耳毒性较大
   E. 对革兰阳性菌无效

6. 耳、肾毒性最严重的氨基苷类药物是（　　）

A. 卡那霉素　　B. 庆大霉素　　C. 西索米星

D. 奈替米星　　E. 新霉素

7. 过敏性休克发生率最高的氨基苷类药物是（　　）

A. 庆大霉素　　B. 妥布霉素　　C. 阿米卡星

D. 卡那霉素　　E. 链霉素

8. 对前庭功能损害作用发生率最低的氨基苷类药物是（　　）

A. 奈替米星　　B. 新霉素　　C. 庆大霉素

D. 卡那霉素　　E. 链霉素

9. 肾脏毒性最低的氨基苷类药物是（　　）

A. 庆大霉素　　B. 奈替米星　　C. 链霉素

D. 卡那霉素　　E. 新霉素

10. 多黏菌素的适应证为（　　）

A. G^+ 菌感染　　B.G^- 球菌感染　　C. 绿脓杆菌感染

D. 混合感染　　E. 耐药金黄色葡萄球菌感染

11. 与琥珀胆碱合用易致呼吸麻痹的药物是（　　）

A. 氨苄西林　　B. 米诺环素　　C. 四环素

D. 链霉素　　E. 依诺沙星

12. 下列哪项不属于氨基苷类抗生素的不良反应（　　）

A. 变态反应　　B. 神经肌肉阻滞　　C. 耳毒性

D. 肾毒性　　E. 骨髓抑制

13. 以下属于不适当联合用药的是（　　）

A. 链霉素 + 异烟肼治疗肺结核

B. 庆大霉素 + 链霉素治疗 G^- 菌感染

C. 庆大霉素 + 羧苄西林治疗绿脓杆菌感染

D. 磺胺甲噁唑 + 甲氧苄啶治疗呼吸道感染

E. 青霉素 + 白喉抗毒素治疗白喉

14. 氨基苷类药物的抗菌作用机制是（　　）

A. 抑制细菌蛋白质合成　　B. 增加胞浆膜通透性　　C. 抑制胞壁黏肽合成酶

D. 抑制二氢叶酸合成酶　　E. 抑制 DNA 回旋酶

15. 患者，女，25 岁，因不明原因发热 2 个多月入院。查体：贫血貌，杵状指，皮肤黏膜有多处小出血点，心脏三尖瓣听诊有Ⅲ级吹风样杂音，脾轻度肿大，有压痛，血液细菌培养为草绿色链球菌，宜用青霉素 G 和下列何药合用（　　）

A. 阿米卡星　　B. 链霉素　　C. 红霉素

D. 奈替米星　　E. 羧苄西林

16. 静止期杀菌药是（　　）

A. 青霉素　　B. 链霉素　　C. 氯霉素

D. 四环素　　E. 红霉素

17. 与高效利尿药合用会增加耳毒性的药物是（　　）

A. 青霉素 G　　B. 四环素　　C. 氯霉素

D. 头孢氨苄　　E. 庆大霉素

【X 型题】

18. 链霉素所致的毒性和不良反应是（　　）

A. 耳毒性　　B. 肾毒性　　C. 加重重症肌无力症状

D. 过敏反应　　E. 光毒性

19. 易引起过敏性休克的药物是（　　）

A. 红霉素　　B. 链霉素　　C. 庆大霉素

D. 四环素　　E. 青霉素 G

20. 属于氨基苷类抗生素的是（　　）

A. 新霉素　　B. 链霉素　　C. 庆大霉素

D. 林可霉素　　E. 妥布霉素

二、简答题

简述氨基苷类抗生素的主要不良反应及其防治措施。

三、处方分析

李某，男，51 岁。因肾功能不全、尿少入院，合并泌尿系统感染。医生开处方如下。请问处方是否合理？为什么？

Rp：

硫酸庆大霉素注射液　　8 万 U × 6

Sig.　　8 万 U　　b.i.d　　i.m

5% 葡萄糖氯化钠注射液　　500mL

呋塞米注射液　　20mg

Sig.　　混合后静脉滴注　　q.d

第三十六章　四环素类和氯霉素类抗生素

一、选择题

【A 型题】

1. 适用于治疗立克次体感染的药物是（　　）
   A. 磺胺甲基异噁唑　　B. 四环素　　C. 链霉素
   D. 庆大霉素　　E. 多黏菌素
2. 下列对支原体感染无效的药物是（　　）
   A. 氯霉素　　B. 四环素　　C. 红霉素
   D. 多西环素　　E. 青霉素
3. 下列对四环素的描述错误的是（　　）
   A. 合用抗酸药可妨碍四环素的吸收
   B. 能与新形成的骨、牙中的钙结合
   C. 对革兰阳性、阴性菌均有效
   D. 抗菌机制为阻止肽链延伸，抑制菌体蛋白质合成
   E. 对回归热螺旋体感染无效
4. 对氯霉素的描述，正确的是（　　）
   A. 只对革兰阴性菌有抑制作用
   B. 伤寒杆菌对氯霉素不敏感
   C. 抗菌机制是抑制细菌核蛋白体 30S 亚基，使蛋白质合成受阻
   D. 可通过血眼屏障进入眼组织
   E. 主要以原形经肾排泄
5. 四环素类体内过程的特点不包括（　　）
   A. 能与二价、三价阳离子络合，影响吸收
   B. 口服吸收不完全
   C. 不存在肝肠循环
   D. 能沉积在骨及牙组织内
   E. 胆汁中浓度高

6. 氯霉素最严重的不良反应是（　　）
A. 骨髓抑制　　B. 胃肠道反应　　C. 肝损害
D. 肾损害　　E. 过敏反应
7. 四环素类药物对下列哪一种病原体无效（　　）
A. 立克次体　　B. 衣原体　　C. 霍乱弧菌
D. 铜绿假单胞菌　　E. 支原体
8. 下列有关氯霉素的叙述，错误的是（　　）
A. 又名左霉素　　B. 不易透过血脑屏障　　C. 广谱抗生素
D. 可引起骨髓抑制　　E. 新生儿尤其是早产儿禁用
9. 抑制菌体蛋白质合成的抗生素不包括（　　）
A. 红霉素　　B. 多西环素　　C. 万古霉素
D. 大观霉素　　E. 林可霉素
10. 氯霉素的抗菌机制是（　　）
A. 抑制细菌蛋白质合成　　B. 抑制菌体细胞壁合成　　C. 影响胞浆膜通透性
D. 抑制 RNA 合成　　E. 抑制二氢叶酸还原酶
11. 氯霉素的哪项不良反应是与其剂量、疗程无关的严重反应（　　）
A. 二重感染　　B. 灰婴综合征　　C. 消化道反应
D. 可逆性红细胞减少　　E. 不可逆的再生障碍性贫血
12. 以下对多西环素的叙述，错误的是（　　）
A. 口服吸收快、完全
B. 抗菌作用较四环素强
C. 不易透过血脑屏障
D. 作用持续时间较四环素长
E. 可用于肾功能不良患者

【B 型题】

A. 氯霉素　　B. 红霉素　　C. 四环素
D. 链霉素　　E. 青霉素
13. 梅毒螺旋体感染首选（　　）
14. 立克次体感染首选（　　）
15. 军团菌病首选（　　）

【X 型题】

16. 四环素禁用于（　　）
A. 8 岁以下儿童　　B. 妊娠期妇女　　C. 哺乳期妇女

D. 老年人　　E. 免疫功能低下者

17. 抑制细菌蛋白质合成的抗生素有（　　）

A. 青霉素　　B. 红霉素　　C. 四环素

D. 氯霉素　　E. 链霉素

18. 四环素的抗菌谱不包括（　　）

A. 金黄色葡萄球菌　　B. 铜绿假单胞菌　　C. 大肠埃希菌

D. 结核杆菌　　E. 立克次体

19. 下列哪些属于四环素的适应证（　　）

A. 沙眼　　B. 恙虫病　　C. 支原体肺炎

D. 斑疹伤寒　　E. 耐青霉素的金黄色葡萄球菌感染

20. 可以抑制细菌核糖体 50S 亚单位，阻碍细菌蛋白质合成的抗生素是（　　）

A. 林可霉素类　　B. 大环内酯类　　C. 头孢菌素类

D. 氯霉素类　　E. 氨基苷类

二、简答题

为什么氯霉素在临床上已基本不再使用?

三、处方分析

一位患有呼吸道感染伴缺铁性贫血的患者，医生开了以下处方，请问该处方是否合理? 为什么?

Rp:

四环素片　　0.5g × 48

Sig.　　0.5　　q.i.d　　p.o

硫酸亚铁片　　0.3g × 36

Sig.　　0.3g　　t.i.d　　p.o

第三十七章　人工合成抗生素

一、选择题

【A 型题】

1. 喹诺酮类药物的抗菌作用机制是（　　）

A. 抑制二氢叶酸还原酶　B. 抑制细菌 RNA 合成酶　C. 改变细菌细胞膜通透性

D. 抑制细菌 DNA 回旋酶　E. 抑制细菌细胞壁的合成

2. 体外抗菌活性最强的喹诺酮类药是（　　）

A. 依诺沙星　B. 氧氟沙星　C. 环丙沙星

D. 吡哌酸　E. 洛美沙星

3. 下列哪一种喹诺酮类药比较适用于肺部感染（　　）

A. 诺氟沙星　B. 氧氟沙星　C. 依诺沙星

D. 培氟沙星　E. 吡哌酸

4. 氧氟沙星的特点是（　　）

A. 抗菌活性强　B. 抗菌活性弱　C. 血药浓度低

D. 作用短暂　E. 价格昂贵

5. 磺胺类药物的抗菌机理是（　　）

A. 抑制敏感菌二氢叶酸合成酶

B. 破坏细菌细胞壁

C. 抑制敏感菌二氢叶酸还原酶

D. 抑制细菌核糖体

E. 改变细菌细胞膜通透性

6. 服用磺胺类药物时，加服小苏打的目的是（　　）

A. 增强抗菌疗效

B. 加快药物吸收速度

C. 防止过敏反应

D. 防止药物排泄过快而影响疗效

E. 碱化尿液，增加磺胺药的溶解度，防止肾功能损害

7. 甲氧苄啶常与磺胺甲噁唑合用的原因是（　　）

A. 促进吸收　　B. 促进分布　　C. 减慢排泄

D. 减慢代谢　　E. 二者药代动力学相似，可发挥协同抗菌作用

8. 新生儿使用磺胺类药物易出现核黄疸，是因为药物（　　）

A. 减少胆红素的排泄　　B. 降低血脑屏障功能　　C. 抑制肝药酶

D. 促进新生儿红细胞溶解　　E. 与胆红素竞争血浆蛋白结合部位

9. 细菌对磺胺药产生耐药性的主要机理是（　　）

A. 产生水解酶　　B. 产生钝化酶　　C. 改变代谢途径

D. 改变细胞膜通透性　　E. 改变核糖体结构

10. 外用治疗绿脓杆菌感染的药物是（　　）

A. 磺胺嘧啶银　　B. 磺胺醋酰　　C. 磺胺多辛

D. 磺胺嘧啶　　E. 酞磺胺噻唑

11. 竞争性对抗磺胺作用的物质是（　　）

A. γ－氨基丁酸　　B. 对氨苯甲酸　　C. 叶酸

D. 丙氨酸　　E. 甲氧苄啶

12. 不宜与抗酸药合用的药物是（　　）

A. 磺胺甲噁唑　　B. 氧氟沙星　　C. 呋喃唑酮

D. 甲氧苄啶　　E. 呋喃妥因

13. 磺胺类药物对以下病原体不敏感的是（　　）

A. 大肠埃希菌　　B. 溶血性链球菌　　C. 梅毒螺旋体

D. 脑膜炎双球菌　　E. 沙眼衣原体

14. 患儿，女，14 岁。因出现尿频、尿急、尿痛症状 2 天就诊，诊断为急性膀胱炎，患儿既往有癫痫病史，宜选用的治疗药物是（　　）

A. 呋喃妥因　　B. 青霉素 G　　C. 阿奇霉素

D. 环丙沙星　　E. 克林霉素

15. 氟喹诺酮药物中可用于治疗结核病的是（　　）

A. 氧氟沙星　　B. 环丙沙星　　C. 诺氟沙星

D. 依诺沙星　　E. 以上皆不是

【B 型题】

A. 磺胺嘧啶　　B. 诺氟沙星　　C. 利福平

D. 多黏菌素 B　　E. 红霉素

16. 与敏感菌核蛋白体结合，阻断转肽作用和 mRNA 移位的药物是（　　）

17. 抑制细菌依赖性 DNA 的 RNA 聚合酶，阻碍 mRNA 合成的药物是（　　）

18. 可与对氨基苯甲酸竞争二氢叶酸合成酶，阻碍叶酸合成的药物是（　　）

【X 型题】

19. 四环素应避免（　　）

A. 与铁剂同服　　B. 与氢氧化铝同服　　C. 与乳制品同服

D. 与大量食物同服　　E. 与三硅酸镁同服

20. 第三代氟喹诺酮类药物的特点是（　　）

A. 抗菌谱扩大到革兰阳性菌

B. 不良反应大多较轻

C. 半衰期相对延长

D. 抗菌谱广

E. 增加了抗厌氧菌的作用

二、简答题

1. 简述磺胺类药物与甲氧苄啶合用的意义。

2. 氟喹诺酮类有哪些共同特点？

三、处方分析

王某，男，65 岁，近期出现尿频、尿急、尿痛及尿少症状，来院就诊。检查：尿液呈酸性，白细胞（++），红细胞（+）。诊断为尿路感染，医生处方如下。请问该处方是否合理？为什么？

Rp：

复方磺胺甲噁唑片　　0.48g × 20

Sig.　　0.96g　　b.i.d　　p.o

第三十八章　抗结核病药

一、选择题

【A 型题】

1. 治疗各型结核病的首选药是（　　）
   A. 链霉素　　B. 利福平　　C. 异烟肼
   D. 乙胺丁醇　　E. 吡嗪酰胺
2. 以下有关异烟肼抗结核的作用，错误的是（　　）
   A. 对结核菌有高度选择性　　B. 抗结核作用强大　　C. 穿透力强易进入细胞内
   D. 有杀菌作用　　E. 抗菌谱广
3. 一线抗结核病药物的共同特点是（　　）
   A. 抗结核作用强　　B. 穿透力强　　C. 抗菌谱广
   D. 诱导肝药酶　　E. 单用易产生耐药性
4. 可作结核病预防应用的药物是（　　）
   A. 异烟肼　　B. 利福平　　C. 乙胺丁醇
   D. 吡嗪酰胺　　E. 对氨基水杨酸
5. 主要毒性为视神经炎的药物是（　　）
   A. 异烟肼　　B. 利福平　　C. 链霉素
   D. 乙胺丁醇　　E. 吡嗪酰胺
6. 兼有抗结核病和抗麻风病作用的药物是（　　）
   A. 异烟肼　　B. 氨苯砜　　C. 利福平
   D. 苯丙砜　　E. 乙胺丁醇
7. 以下哪项不是利福平的不良反应（　　）
   A. 神经系统反应　　B. 胃肠道症状　　C. 耳毒性
   D. 肝损害　　E. 流感样症状
8. 异烟肼和利福平合用容易造成（　　）
   A. 增强肝毒性　　B. 胃肠道反应加剧　　C. 增强中枢损害
   D. 过敏反应　　E. 血液系统损害

【B 型题】

A. 异烟肼　　B. 链霉素　　C. 吡嗪酰胺
D. 对氨基水杨酸　　E. 卡那霉素

9. 抗结核作用强，对干酪样病灶中的结核杆菌有效（　　）
10. 抗结核作用强，但有明显的耳毒性（　　）
11. 抗结核作用弱，但能延缓细菌的耐药性（　　）
12. 脑脊液中浓度较高，常用于复治病例（　　）

A. 利福平　　B. 氨苯砜　　C. 异烟肼
D. 链霉素　　E. 对氨基水杨酸

13. 用药期间可引起眼泪、尿、粪、痰等成橘红色的药物是（　　）
14. 容易引起周围神经炎的药物是（　　）

【X 型题】

15. 抗结核病的一线药物有（　　）

A. 对氨基水杨酸　　B. 利福平　　C. 异烟肼
D. 乙胺丁醇　　E. 丙硫异烟肼

二、简答题

抗结核病药的应用原则是什么?

三、处方分析

患者，女，70 岁，间断咳嗽，咳痰伴咯血月余，近 1 周反复出现午后低热（37.8℃），盗汗明显，常觉乏力。X 射线胸片显示：双上肺斑片状致密阴影，隐约可见一空洞。痰涂片显示：抗酸杆菌（+）。医生开出如下处方。请问处方是否合理？为什么?

Rp：
异烟肼片　　0.1g × 100
Sig.　0.3g　q.d　p.o
利福平胶囊　　0.15g × 100
Sig.　0.45g　q.d　p.o
硫酸链霉素注射液　　0.75g × 10
Sig.　0.75g　q.d　i.m

第三十九章　抗真菌药和抗病毒药

一、选择题

【A 型题】

1. 仅对浅表真菌感染有效的抗真菌药是（　　）
   A. 制霉菌素　　B. 灰黄霉素　　C. 两性霉素 B
   D. 克霉唑　　E. 酮康唑
2. 抗病毒药不包括（　　）
   A. 金刚烷胺　　B. 阿昔洛韦　　C. 氟胞嘧啶
   D. 阿糖腺苷　　E. 利巴韦林
3. 静脉滴注时常见寒战、高热、呕吐的药物（　　）
   A. 灰黄霉素　　B. 两性霉素 B　　C. 制霉菌素
   D. 克霉唑　　E. 氟胞嘧啶
4. 对浅表和深部真菌都有较好疗效的药物（　　）
   A. 酮康唑　　B. 灰黄霉素　　C. 两性霉素 B
   D. 制霉菌素　　E. 氟胞嘧啶
5. 单纯疱疹病毒感染的首选药物是（　　）
   A. 利巴韦林　　B. 碘苷　　C. 疱疹净
   D. 干扰素　　E. 阿昔洛韦
6. 下列对抗真菌药的叙述，错误的是（　　）
   A. 酮康唑为广谱抗真菌药
   B. 克霉唑多局部用药
   C. 咪康唑对浅部真菌和深部真菌均有效
   D. 两性霉素 B 的不良反应少见
   E. 以上均不是
7. 金刚烷胺能特异性地抑制的病毒是（　　）
   A. 甲型流感病毒　　B. 乙型流感病毒　　C. 麻疹病毒
   D. 腮腺炎病毒　　E. 单纯疱疹病毒

8. 不属于阿昔洛韦适应证的是（　　）

A. 单纯疱疹　B. 带状疱疹　C. 免疫缺陷者水痘

D. 病毒性急性视网膜坏死　E. 乙型流感

9. 全身应用毒性大，仅局部应用的抗病毒药是（　　）

A. 金刚烷胺　B. 碘苷　C. 阿昔洛韦

D. 阿糖腺苷　E. 利巴韦林

10. 应用两性霉素 B 的注意点不包括（　　）

A. 静脉滴注液应新鲜配制

B. 静脉滴注前常服解热镇痛药和抗组胺药

C. 静脉滴注液内加小量糖皮质激素

D. 定期查听力、视力等

E. 定期查血钾、血尿常规和肝、肾功能等

11. 唑类抗真菌药的不良反应不包括（　　）

A. 胃肠道反应　B. 肝毒性　C. 肾毒性

D. 头痛　E. 皮疹

12. 深部真菌感染的首选药为（　　）

A. 制霉菌素　B. 灰黄霉素　C. 两性霉素 B

D. 咪康唑　E. 酮康唑

13. 目前治疗获得性免疫缺陷综合征的首选药物为（　　）

A. 拉米夫定　B. 去羟肌苷　C. 更昔洛韦

D. 齐多夫定　E. 利托那韦

【B 型题】

A. 特比萘芬　B. 克霉唑　C. 环吡酮胺

D. 米卡芬净　E. 制霉菌素

14. 用于浅部真菌感染，属于咪唑类的抗真菌药物是（　　）

15. 渗透性强，可透过甲板，属于吡啶酮类的抗真菌药物是（　　）

16. 对角鲨烯环氧酶有非竞争性和可逆性抑制作用，属于丙烯胺类的抗真菌药物是（　　）

A. 阿比多尔　B. 奥司他韦　C. 博洛昔韦

D. 法匹拉韦　E. 利巴韦林

17. 属于神经氨酸酶抑制剂的抗流感病毒药物是（　　）

18. 既可用于治疗呼吸道合胞病毒感染，也可用于治疗肝功能代偿期的慢性丙型肝炎的药物是（　　）

19. 属于细胞血凝素抑制剂的抗流感病毒药物是（　　）

二、简答题

唑类抗真菌药包括哪些？各有何作用特点和临床用途？

三、处方分析

患者，男，32 岁，因高热（39.59℃）、咳嗽、流涕、身体疼痛来院就诊。实验室检查：淋巴细胞增高，病毒分离培养显示为乙型流感病毒感染。医生开出如下处方。请问处方是否合理？为什么？

Rp：

布洛芬缓释片　　300mg × 14

Sig.　　300mg　　b.i.d　　p.o

金刚烷胺片　　100mg × 14

Sig.　　100mg　　b.i.d　　p.o

第四十章　抗寄生虫药

一、选择题

【A 型题】

1. 关于氯喹的正确叙述是（　　）
   A. 抗疟作用强、缓慢、持久
   B. 有杀灭红内期疟原虫的作用
   C. 对疟原虫的原发性红外期有效
   D. 对疟原虫的继发性红外期有效
   E. 能杀灭血中配子体
2. 可用于治疗蛔虫病、蛲虫病、钩虫病和鞭虫病的广谱驱虫药物是（　　）
   A. 甲硝唑　B. 氯硝柳胺　C. 乙胺嗪
   D. 甲苯达唑　E. 三氯苯达唑
3. 能治愈恶性疟的药物是（　　）
   A. 伯氨喹　B. 氯喹　C. 乙胺嘧啶
   D. 磺胺多辛　E. 氨苯砜
4. 控制疟疾症状发作的最佳药物是（　　）
   A. 伯氨喹　B. 氯喹　C. 奎宁
   D. 乙胺嘧啶　E. 青蒿素
5. 伯氨喹可作用于疟原虫的（　　）
   A. 原发性红外期和红内期　B. 继发性红外期和红内期　C. 原发性和继发性红外期
   D. 继发性红外期和配子体　E. 红内期和配子体
6. 主要用于控制间日疟复发和传播的药物是（　　）
   A. 伯氨喹　B. 氯喹　C. 奎宁
   D. 乙胺嘧啶　E. 青蒿素
7. 根治间日疟最好选用（　　）
   A. 伯氨喹 + 乙胺嘧啶　B. 伯氨喹 + 氯喹　C. 氯喹 + 乙胺嘧啶
   D. 青蒿素 + 乙胺嘧啶　E. 伯氨喹 + 奎宁

8. 伯氨喹引起急性溶血性贫血，其原因是红细胞内缺乏（　　）

A. 腺苷酸环化酶　　B. 二氢叶酸还原酶　　C. 葡萄糖 -6- 磷酸脱氢酶

D. 谷胱甘肽还原酶　　E. 磷酸二酯酶

9. 进入疟区时作为病因性预防的常规用药是（　　）

A. 伯氨喹　　B. 氯喹　　C. 乙胺嘧啶

D. 磺胺多辛 + 甲氧苄啶　　E. 奎宁

10. 对肠内外阿米巴病均有效的药物是（　　）

A. 氯喹　　B. 喹碘仿　　C. 甲硝唑

D. 土霉素　　E. 二氯尼特

11. 可用于治疗急性阿米巴痢疾及肠外阿米巴病的药物是（　　）

A. 氯喹　　B. 四环素　　C. 甲硝唑

D. 乙酰胂胺　　E. 喹碘仿

12. 只对肠外阿米巴病有效的药物是（　　）

A. 氯喹　　B. 喹碘仿　　C. 依米丁

D. 甲硝唑　　E. 巴龙霉素

13. 治疗阿米巴肝脓肿的首选药物（　　）

A. 依米丁　　B. 甲硝唑　　C. 喹碘仿

D. 二氯尼特　　E. 氯喹

14. 抗阿米巴病药物中，毒性最大的是（　　）

A. 喹碘仿　　B. 依米丁　　C. 氯喹

D. 甲硝唑　　E. 巴龙霉素

15. 抑制肠道某些菌群，间接抗阿米巴原虫的药物是（　　）

A. 双碘喹啉　　B. 土霉素　　C. 依米丁

D. 氯喹　　E. 甲硝唑

16. 治疗阴道滴虫病的首选药是（　　）

A. 乙酰胂胺　　B. 磷酸氯喹　　C. 吡喹酮

D. 甲硝唑　　E. 乙胺嗪

17. 应用甲硝唑治疗阴道滴虫病的给药方式是（　　）

A. 皮下注射　　B. 肌内注射　　C. 口服

D. 静脉滴注　　E. 栓剂阴道内用药

18. 患者，男，35 岁，有每日饮酒习惯。因牙龈炎口服甲硝唑，治疗期间，若常饮酒后，出现面部潮红、头痛、头晕、胸闷等症状，最可能的原因是（　　）

A. 酒精引起的过敏反应

B. 酒精引起的胃肠道反应

C. 甲硝唑引起的肠道反应

D. 甲硝唑引起的周围神经炎
E. 双硫仑样反应

【X 型题】

19. 甲硝唑的作用有（　　）
A. 抗阿米巴原虫　　B. 抗疟原虫　　C. 抗滴虫
D. 抗厌氧菌　　E. 抗绦虫

20. 氯喹的不良反应有（　　）
A. 头痛　　B. 头晕　　C. 视物模糊
D. 胃肠道反应　　E. 金鸡纳反应

二、简答题

为什么青蒿素主要用于控制疟疾症状?

三、病例分析

近日浙江国际旅行卫生保健中心在浙江嘉兴检验检疫局（简称嘉兴局）送检的一份船员血液样本中检出疟原虫核酸阳性，该名入境船员系菲律宾籍。嘉兴局工作人员在实施入境卫生检疫中，发现该船员体温高于正常水平，且精神疲乏，伴有呕吐，并在进行卫生监督时发现该船舶生活区有蚊虫活动。在征得该船员同意后，工作人员为其进行了相关蚊媒传染病的现场快速检测，并将血液样本送往浙江国际旅行卫生保健中心做进一步检测。同时要求船方对发现蚊虫活动的生活区进行除虫处理，及时安排患病船员登陆就医。

讨论：结合症状，该患者应如何选择药物治疗?

第四十一章　抗恶性肿瘤药

一、选择题

【A 型题】

1. 有关氨甲蝶呤药物相互作用的说法，错误的是（　　）
   A. 阿司匹林会减慢氨甲蝶呤的肾排泄
   B. 丙磺舒会减慢氨甲蝶呤的肾排泄
   C. 碳酸氢钠会减慢氨甲蝶呤的肾排泄
   D. 与顺铂等肾毒性药物合用，可能会减慢氨甲蝶呤的肾排泄
   E. 氨基苷类药物可增加氨甲蝶呤的肾毒性
2. 可干扰转录过程和阻止 RNA 合成的抗肿瘤药物是（　　）
   A. 顺铂　B. 噻替哌　C. 丝裂霉素
   D. 多柔比星　E. 长春瑞滨
3. 大多数抗癌药常见的严重不良反应是（　　）
   A. 肝脏损害　B. 神经毒性　C. 心肌损害
   D. 骨髓抑制　E. 肾脏损害
4. 可作为救援剂，拮抗氨甲蝶呤毒性的药物（　　）
   A. 叶酸　B. 二氢叶酸　C. 维生素 B_{12}
   D. 甲酰四氢叶酸　E. 四氢叶酸
5. 对骨髓无明显抑制作用的抗癌药是（　　）
   A. 5- 氟尿嘧啶　B. 氨甲蝶呤　C. 喜树碱
   D. 6- 巯基嘌呤　E. 长春新碱
6. 环磷酰胺对何种恶性肿瘤疗效显著（　　）
   A. 多发性骨髓瘤　B. 急性淋巴细胞性白血病　C. 卵巢癌
   D. 乳腺癌　E. 恶性淋巴瘤
7. 骨髓抑制较轻的抗癌抗生素是（　　）
   A. 放线菌素 D　B. 丝裂霉素 C　C. 博来霉素
   D. 阿霉素　E. 柔红霉素

8. 水解某种酰胺而产生抗癌作用的药物是（　　）

A. L– 门冬酰胺酶　　B.5– 氟尿嘧啶　　C. 6– 巯基嘌呤

D. 氨甲蝶呤　　E. 阿糖胞苷

9. 哪种抗癌药在体外没有抗癌作用（　　）

A. 放线菌素 D　　B. 环磷酰胺　　C. 阿糖胞苷

D. 羟基脲　　E. 氮芥

10. 恶性肿瘤化疗后易复发的原因是（　　）

A. G_1 期细胞对抗癌药不敏感

B. S 期细胞对抗癌药不敏感

C. G_2 期细胞对抗癌药不敏感

D. M 期细胞对抗癌药不敏感

E. G_0 期细胞对抗癌药不敏感

【B 型题】

A. 己烯雌酚　　B. 丙酸睾酮　　C. 氨甲蝶呤

D. 白消安　　E. 放射性 ^{131}I

11. 激素依赖性乳腺癌患者选用（　　）

12. 播散型前列腺癌患者选用（　　）

13. 绒毛膜上皮细胞癌患者选用（　　）

14. 高分化性甲状腺癌患者选用（　　）

15. 急性淋巴细胞性白血病患者选用（　　）

16. 慢性粒细胞性白血病患者选用（　　）

A. 来曲唑　　B. 环磷酰胺　　C. 厄洛替尼

D. 长春新碱　　E. 多柔比星

17. 属于酪氨酸激酶抑制剂的抗肿瘤药物是（　　）

18. 属于微管蛋白活性制剂的抗肿瘤药物是（　　）

19. 属于烷化剂，能破坏 DNA 的抗肿瘤药物是（　　）

【X 型题】

20. 关于吉非替尼作用特点、适应证及不良反应的说法，正确的有（　　）

A. 可用于晚期或转移性非小细胞肺癌

B. 常见不良反应为皮疹、腹泻、转氨酶或胆红素升高

C. 可用于晚期或转移性小细胞肺癌

D. 可用于慢性粒细胞白血病

E. 主要经 CYP3A4 代谢

二、简答题

联合应用抗肿瘤药的基本原则是什么？

三、处方分析

患者，男，55 岁，诊断为非小细胞肺癌（鳞癌），医生给予以下处方，请问处方是否合理？为什么？

Rp：

吉非替尼片　　0.25g × 10

Sig.　　0.25g　　q.d　　p.o

参考答案

第一章　绪论

一、选择题

1.C　2.E　3.C　4.A　5.B　6.E　7.B　8.C　9.D　10. BCDE　11.AD　12.ABCD　13.ABD　14.ABCDE

二、简答题

1. 药理学研究药物与机体的相互作用及其规律，其中，研究药物对机体的作用及其规律的是药效学，研究机体对药物的作用及其规律的是药动学。

2. ①阐明药物的作用、作用规律、作用机制，为临床合理用药、发挥药物最佳疗效、防治不良反应提供理论依据；②研究开发新药，发现药物新的用途，实现药物研制重点从“仿制”向“创新”的战略转移；③为其他生命科学的研究提供重要的科学依据和研究方法。

第二章　药物效应动力学

一、选择题

1.B　2.A　3.C　4.A　5.C　6.D　7.B　8.D　9.A　10.B　11.E　12.C　13.A　14.C　15.E　16.D　17.B　18.AB　19.ABE　20. ABCE　21.AC　22.ABCDE　23.ABC

二、简答题

1. 药物不良反应有副作用、毒性反应、后遗效应、继发反应、变态反应、特异质反应、停药反应、耐受性、依赖性等。

2. 以药物剂量为横坐标、药物效应为纵坐标作图，得到的反映两者关系的曲线，称为量效曲线。

意义：①比较同类药物的效能和效价强度；②评价药物的安全性。

第三章　药物代谢动力学

一、选择题

1.C　2.D　3.B　4.C　5.A　6.B　7.E　8.B　9.D　10.D　11.A　12.B　13.C　14.C　15.C　16.A　17.BE　18.ACD　19.ABCE　20. ABCD　21.ABC　22.ABCE　23.ABDE　24.BD　25.ABCD

二、简答题

1. 血浆中药物浓度下降一半所需要的时间，称为半衰期。意义：①反映药物的消除速度；②确定给药的间隔时间；③预测给药后血中药物达到稳态血药浓度的时间；④预测停药后体内药物消除的时间；⑤药物分类的依据。

2. 肝、肾功能不全时，药物的代谢减慢、排泄减少，应减小用药量、延长给药的间隔时间，否则易蓄积中毒；同时，应避免使用对肝、肾有损害的药物，以免加重肝、肾功能不全。

3. ①静脉给药的优点：剂量准确，可避免首过消除，产生作用快，适用于急救患者。②静脉给药的缺点：不方便，需要特殊的设备或装置，受时间、地点、条件的限制；不经济；不安全，会发生输液反应、急性中毒等。

第四章　影响药物作用的因素

一、选择题

1.E　2.D　3.B　4.D　5.C　6.D　7.C　8.E　9.E　10. A　11.E　12.C　13.C　14.D　15.A　16.B

二、简答题

1. 影响药物作用的因素包括以下几方面。

（1）药物方面的因素：①药物剂型；②药物的化学结构；③联合用药及药物相互作用。

（2）机体方面的因素：①年龄；②性别；③个体差异；④病理情况；⑤心理因素；⑥机体对药物的反应性。

2. 长期用药后机体会相应发生如下变化：①耐受性：指连续用药后出现的药物反应性下降；②耐药性：指长期使用化学治疗药物后，病原体和肿瘤细胞对化疗药物敏感性下降；③依赖性：指长期用药后患者对药物产生精神性和生理性依赖而需要连续用药的现象，包括精神依赖性（习惯性）及生理依赖性（成瘾性）；④撤药反应：指长期用药后突然停药出现的症状，可使原疾病复发或加重，又称反跳现象。

第五章　传出神经系统药物概论

一、选择题

1.E　2.E　3.A　4.C　5.B　6.B　7.D　8.C　9.E　10. A　11.B　12.C　13.A　14.B　15.A　16.ABCD　17.AB　18.CD　19.CE

二、简答题

1. α 受体阻断药通过阻断血管上的 α_1 受体而使血管扩张，外周阻力降低，血压下降；β 受体阻断药通过阻断心脏上的 β_1 受体，使心脏抑制，心排血量减少，血压下降。

2.（1）胆碱受体激动药，即直接作用的拟胆碱药，通过兴奋胆碱受体，发挥 M 样作用和 N 样作用。包括：① M 受体激动药：毛果芸香碱；② N 受体激动药：烟碱；③ M 、N 受体激动药：卡巴胆碱。

（2）抗胆碱酯酶药，即间接作用的拟胆碱药，通过抑制 AchE，使 Ach 在局部堆积，激动胆碱受体，发挥 M 样作用和 N 样作用。包括：①易逆性抗 AchE 药：新斯的明；②难逆性抗 AchE 药：有机磷酸酯类。

第六章　胆碱受体激动药和胆碱酯酶抑制药

一、选择题

1.B　2.D　3.C　4.C　5.E　6.D　7.D　8.E　9.D　10. D　11.B　12.C　13.ADE　14.ACD　15.ABCE　16.AC　17.ACE　18.ACDE　19.AD　20. CE

二、简答题

1. 毛果芸香碱可激动瞳孔括约肌上的 M 受体，使瞳孔缩小，虹膜向瞳孔中心方向拉紧，虹膜根部变薄，前房角间隙变大，房水易于回流，使眼内压降低。青光眼的主要症状是眼内压增高，所以毛果芸香碱可用于治疗青光眼。

2. 新斯的明的作用机制：①可逆性抑制 AchE，使 Ach 浓度升高，激动 M 受体和 N 受体，呈现 M 样和 N 样作用。②直接激动骨骼肌运动终板上的 N_2 受体，兴奋骨骼肌。③促进运动神经末梢释放 Ach。临床主要用于治疗重症肌无力、手术后腹气胀和尿潴留、非除极化型肌松药过量、阵发性室上性心动过速。

三、病例分析

1. 抢救原则：①患者为经口中毒者，应迅速清除体内毒物，包括洗胃、导泻等措施；②使用特效解毒药；③对症治疗、支持治疗。

2. 具体抢救药物：①对症治疗药：阿托品作为治疗有机磷酸酯类急性中毒的特异性、高效能解毒药物，可迅速有效地控制 M 样症状，阿托品用量应达阿托品化。②对因治疗药：胆碱酯酶复活药解磷定等，应尽早使用，防止胆碱酯酶“老化”。③维持呼吸、循环功能，保持呼吸道通畅，吸氧，给予呼吸中枢兴奋药、升压药等。

第七章　胆碱受体阻断药

一、选择题

1.B　2.C　3.C　4.D　5.E　6.B　7.D　8.C　9.A　10. D　11.E　12.A　13.D　14.B　15.A　16.BE　17.ABCE　18.BCE

二、简答题

1. 阿托品的药理作用：抑制腺体分泌，解除平滑肌痉挛，兴奋心脏，扩张血管，对眼的作用（扩瞳，升高眼压，调节麻痹），中枢兴奋作用。

2. 山莨菪碱的外周抗胆碱作用与阿托品相似，扩瞳和抑制腺体分泌作用比阿托品弱，但对胃肠和血管平滑肌的解痉作用较强，因其不易透过血脑屏障，所以中枢兴奋作用也弱。由于其解痉作用选择性较高，毒性较低，现多用于治疗内脏平滑肌绞痛和感染中毒性休克。

三、处方分析

该处方不合理。原因：单用阿托品对胆结石引起的胆绞痛治疗效果较差，临床对胆绞痛的治疗，常将阿托品与麻醉性镇痛药哌替啶合用，以增强疗效。

第八章　肾上腺素受体激动药

一、选择题

1.C　2.B　3.A　4.C　5.E　6.B　7.A　8.B　9.B　10. D　11.E　12.C　13.D　14.B　15.D　16.C　17.B　18.D　19.E　20. B　21.ABCDE　22.BCDE

二、简答题

1. 肾上腺素兴奋 α 受体，使皮肤、黏膜及内脏血管收缩，外周阻力增加；兴奋 $β_2$ 受体，使骨骼肌、冠状动脉等血管扩张。α 受体阻断药可使肾上腺素 α 受体兴奋效应减弱或消失，此时使 $β_2$ 受体效应占主导地位，使骨骼肌、冠状动脉血管扩张，外周阻力降低，血压不仅不升高，反而下降。因此，α 受体阻断药引起的低血压不能用肾上腺素升压，应选用主要激动 α 受体的药物去甲肾上腺素升压。

2. 应用肾上腺素能兴奋心脏，收缩血管，血压回升，消除黏膜水肿，扩张支气管而消除呼吸困难，抑制组胺释放，故能迅速缓解休克症状，是抢救过敏性休克的首选药。

三、病例分析

1. 出现上述情况最可能的原因是患者发生了青霉素过敏性休克。

2. 首选肾上腺素抢救。其机制为：①激动心脏的 $β_1$ 受体，使心脏功能增强，心收缩力和心排血量增加；②激动 $β_2$ 受体，使支气管平滑肌松弛及减少过敏介质释放，缓解呼吸困难；③ 激动 $α_1$ 受体使皮肤黏膜及内脏血管收缩，改善支气管黏膜水肿及升高血压，缓解过敏症状。该药作用快、疗效好，故作为抢救过敏性休克的首选药。

第九章　肾上腺素受体阻断药

一、选择题

1.D　2.C　3.C　4.E　5.C　6.B　7.D　8.E　9.C　10. C　11.A　12.A　13.E　14.C　15.A　16.D　17.DE　18.AC

二、简答题

1. 酚妥拉明的临床用途主要有：①治疗外周血管痉挛性疾病；②抗休克；③治疗顽固性充血性心力衰竭；④去甲肾上腺素外漏；⑤诊治嗜铬细胞瘤。

2. 普萘洛尔的药理作用：对 $β_1$ 和 $β_2$ 受体均有较强的阻断作用，但无内在拟交感活性。用药后使心肌收缩力减弱，心率减慢和心排血量减少，冠状动脉血流量降低，心肌耗氧量明显减少，血压下降，支气管平滑肌收缩。

普萘洛尔的临床用途：治疗心律失常、心绞痛、高血压和甲状腺功能亢进等。

三、病例分析

可选用酚妥拉明治疗。原因：酚妥拉明可以扩张血管，改善局部血液循环，增加局部血流量，缓解症状。

第十章　麻醉药

一、选择题

1.B　2.D　3.E　4.D　5.B　6.A　7.D　8.B　9.C　10. E　11.C　12.A　13.C　14.C　15.B　16.A　17.BCDE　18.BCDE

二、简答题

1. 在局麻药中加入微量的肾上腺素，可使局部血管收缩，延缓局麻药的吸收，延长局麻药的作用时间，并减少中毒反应的发生。

2. 普鲁卡因临床广泛用于浸润麻醉、传导麻醉、蛛网膜下腔麻醉和硬膜外麻醉；也可用于局部封闭治疗。普鲁卡因过量可出现中枢作用和心血管反应，极少数患者发生过敏反应，故用药前要详细询问患者过敏史，并做皮肤敏感试验。

三、病例分析

该治疗方案不合理。原因：少量肾上腺素与局麻药合用，可通过收缩局部小血管减少局麻药吸收，从而延长局麻药作用时间，防止局麻药吸收而中毒，同时还可产生局部止血作用，有利于清创手术的进行。但是指（趾）末端血液循环较差，加入肾上腺素易引起局部组织缺血性坏死。

第十一章　镇静催眠药

一、选择题

1.E　2.D　3.C　4.C　5.B　6.E　7.A　8.A　9.D　10. E　11.B　12.C　13.D　14.A　15.B　16.B　17.C　18.D　19.D　20. B　21.D　22.C　23.E

二、简答题

1. 苯二氮䓬类的优点：①缩短 REM 不明显，无后遗效应；②诱导肝药酶相对较弱，较少干扰其他药物代谢；③成瘾性较小，戒断症状发生较迟、较轻；④治疗指数大，中毒致死可能性小。

2. 地西泮的作用机制：作用于 GABA 受体（苯二氮䓬受体），促进 GABA 与受体结合，增加 Cl^- 内流，产生中枢抑制效应。

地西泮的药理作用：①抗焦虑作用；②镇静催眠作用；③抗惊厥、抗癫痫作用；

④中枢性肌肉松弛作用。

三、病例分析

1. 患者入睡困难，应选择半衰期短的苯二氮䓬类药物，如艾司唑仑；或新型非苯二氮䓬类药物，如佐匹克隆。

2. 患者易醒早醒、醒后不能入睡，应选择半衰期长的苯二氮䓬类药物，如地西泮。

第十二章　抗癫痫药和抗惊厥药

一、选择题

1.A　2.D　3.C　4.E　5.B　6.B　7.A　8.C　9.C　10. A　11.E　12.E　13.B　14.A　15.D　16.E　17.D　18.A　19.E　20. ABCDE　21.ABCDE　22.ABCDE

二、简答题

1. 常见的六种抗癫痫药物及其用途：①苯妥英钠，用于除小发作以外的所有癫痫，尤其用于大发作和部分性发作，是首选药。还可用于三叉神经痛及心律失常。②卡马西平，抗癫痫作用与苯妥英钠相似，对三叉神经痛的疗效优于苯妥英钠。③苯巴比妥，用于小发作以外的各型癫痫。④乙琥胺，为小发作的首选药，对其他类型癫痫发作无效。⑤丙戊酸钠，可用于各型癫痫，对小发作的疗效最好。⑥地西泮，为癫痫持续状态的首选药。

2. 硫酸镁抗惊厥的作用机制：神经化学传递和骨骼肌收缩均需 Ca^{2+} 参与，Ca^{2+} 与 Mg^{2+} 化学结构相似，Mg^{2+} 可以特异性地竞争 Ca^{2+} 受点，拮抗 Ca^{2+} 作用，减少运动神经末梢 Ach 的释放，从而产生中枢及外周神经系统的抑制作用，使骨骼肌、心肌、平滑肌松弛，引起肌松和血压下降。

三、处方分析

该处方用药合理。原因：长期应用苯妥英钠会影响叶酸吸收，也可能使叶酸代谢途径受到影响，导致巨幼红细胞贫血，因此应补充叶酸防治。

第十三章　抗帕金森病药

一、选择题

1.B　2.E　3.C　4.B　5.D　6.D　7.C　8.A　9.B　10. D　11.C　12.D　13.A　14.E

15.ABCDE 16.ABCDE

二、简答题

1. 金刚烷胺抗帕金森病的机制：促使纹状体中残存尚完整的DA能神经元释放DA，抑制DA的再摄取；对DA受体有直接激动作用；有较弱的抗胆碱作用。

2. 抗精神病药物引起的帕金森综合征是由于其阻断了黑质－纹状体通路中的DA受体，使纹状体中DA神经功能减弱，Ach神经功能增强所致。左旋多巴虽能增加纹状体中的DA，但其作用被抗精神病药物所拮抗，不能增强DA神经功能，因而无效。对于抗精神病药物引起的帕金森综合征，应用中枢抗胆碱药苯海索治疗。

三、处方分析

此处方不合理。原因：维生素B_6为多巴脱羧酶的辅基，可加速左旋多巴在外周脱羧生成多巴胺，降低左旋多巴的疗效并增加其外周副作用，故左旋多巴不宜与维生素B_6合用。

第十四章　抗精神失常药

一、选择题

1.A 2.C 3.D 4.E 5.B 6.E 7.D 8.C 9.C 10. A 11.D 12.C 13.B 14.B 15.C 16.A 17.D 18.E 19.B 20. ABCD 21.ABCDE 22.ABCD 23.ABCDE

二、简答题

1. 氯丙嗪能阻断α受体，引起血压下降。肾上腺素是α、β受体激动药，激动α_1受体可收缩血管使血压升高，激动β_2受体可扩张血管使血压降低。氯丙嗪引起的直立性低血压若用肾上腺素，则肾上腺素激动α受体的作用被取消，仅保留其激动β受体的效应，从而导致血压不但不升高，反而进一步降低，因此不能用肾上腺素升压，应该用主要激动α受体的药物去甲肾上腺素。

2. 两者的不同点：①作用机制不同，氯丙嗪对下丘脑体温调节中枢有很强的抑制作用，使体温调节中枢丧失调节体温的作用，机体的体温随环境的温度而变化。而阿司匹林则是通过抑制中枢PG合成酶，减少PG的合成而发挥作用的。②作用特点不一，氯丙嗪在物理降温的配合下，不仅降低发热的体温，还可使正常体温降至正常水平以下；在炎热天气，可使体温升高。阿司匹林只能使发热的体温恢复至正常水平，对正常的体温没有影响。

三、处方分析

此处方不合理。原因：氯丙嗪引起的帕金森综合征用左旋多巴治疗无效，应该用中枢抗胆碱药苯海索，削弱 Ach 神经功能，使 DA 神经和 Ach 神经功能恢复平衡。

第十五章　镇痛药

一、选择题

1.C　2.B　3.A　4.D　5.B　6.C　7.D　8.E　9.D　10. E　11.C　12.C　13.B　14.A　15.D　16.A　17.C　18.B　19.E　20. C　21.B　22.C　23.A　24.ABCDE　25.ABCDE

二、简答题

吗啡能收缩支气管平滑肌，加重支气管哮喘，因此，不能用于支气管哮喘。

心源性哮喘由急性左心衰引起，吗啡具有治疗作用的机制是①扩张外周血管，减少回心血量，减轻心脏负荷，有利于消除肺水肿；②降低呼吸中枢对 CO_2 的敏感性，减弱过度的反射性呼吸兴奋，缓解浅促呼吸；③其镇静作用有利于消除患者的恐惧情绪，减少耗氧。

三、处方分析

此处方不合理。原因：吗啡本身可使胆道平滑肌和奥狄氏括约肌痉挛性收缩，导致胆汁排出受阻，胆内压升高，引起上腹不适，甚至胆绞痛。因此，在治疗胆绞痛时不能单用吗啡，必须和平滑肌解痉药阿托品合用方能获得满意效果。

第十六章　解热镇痛抗炎药

一、选择题

1.C　2.B　3.D　4.A　5.E　6.C　7.B　8.D　9.C　10. A　11.E　12.C　13.D　14.B　15.A　16.B　17.A　18.B　19.B　20. C

二、简答题

1.

表 3–16–1　阿司匹林与吗啡作用特点、用途、主要不良反应比较

	作用特点	用途	主要不良反应
阿司匹林	1. 抑制外周 PG 的合成	1. 解热镇痛抗炎抗风湿	1. 胃肠道反应
	2. 对慢性钝痛效果好	2. 防止血栓形成	2. 凝血障碍
	3. 不抑制呼吸	3. 治疗胆道蛔虫病	3. 水杨酸反应
	4. 无成瘾性	4. 治疗痛风	4. 过敏反应
	5. 无欣快感		5. 瑞夷综合征
吗啡	1. 激动中枢阿片受体	1. 镇痛	1. 副作用
	2. 对急性锐痛效果好	2. 心源性哮喘	2. 耐受性和成瘾性
	3. 治疗量即明显抑制呼吸	3. 止泻	3. 急性中毒
	4. 成瘾性快而严重		
	5. 欣快感明显		

2.

表 3–16–2　阿司匹林与氯丙嗪降温作用特点、用途、主要不良反应比较

	作用特点	用途	主要不良反应
阿司匹林	1. 抑制下丘脑 PG 的合成	1. 解热镇痛抗炎抗风湿	1. 胃肠道反应
	2. 降低发热者的体温，对正常人的体温无影响	2. 防止血栓形成	2. 凝血障碍
		3. 治疗胆道蛔虫病	3. 水杨酸反应
		4. 治疗痛风	4. 过敏反应
			5. 瑞夷综合征
氯丙嗪	1. 抑制下丘脑体温调节中枢	1. 精神分裂症	1. 副作用
	2. 配合物理降温，可降低发热者和正常人的体温	2. 止吐	2. 锥体外系反应
		3. 人工冬眠	3. 直立性低血压
			4. 过敏反应
			5. 急性中毒

三、处方分析

此处方不合理。原因：对乙酰氨基酚虽有解热镇痛作用，对患者的发热有效，但几乎无抗炎、抗风湿作用，不能治疗风湿、类风湿炎症。考虑该患者同时患有风湿性关节炎，因此最好选用既有解热作用又能抗风湿的阿司匹林。

第十七章　中枢兴奋药

一、选择题

1.C　2.B　3.D　4.D　5.A　6.E　7.C　8.E　9.D　10. B　11.B　12.A　13.C　14.A　15.B　16.C　17.B

二、简答题

中枢兴奋药的选择性低，安全范围小，兴奋呼吸中枢的剂量与致惊厥的剂量接近，并且作用时间短，抢救时需反复应用。因此，中枢兴奋药在用于呼吸抑制时，须严格掌握剂量和间隔时间，防止惊厥的发生。同时，采用吸氧、人工呼吸等综合治疗措施。

三、处方分析

此处方不合理。原因：二甲弗林可直接兴奋延脑呼吸中枢，使呼吸加深加快，主要用于各种原因引起的中枢性呼吸抑制，但对呼吸肌麻痹等外周性呼吸抑制无效。对肌松药琥珀胆碱引起的呼吸肌麻痹，也不能用新斯的明，而应采取人工呼吸等对症治疗措施。

第十八章　抗高血压药

一、选择题

1.B　2.A　3.B　4.D　5.A　6.A　7.A　8.D　9.B　10. C　11.A　12.E　13.C　14.D　15.A　16.B　17.D　18.A　19.E　20. C

二、简答题

一线抗高血压药包括以下几类。

①利尿药，如：氢氯噻嗪。

②β受体阻断药，如：普萘洛尔。

③钙拮抗药，如：硝苯地平。

④血管紧张素Ⅰ转化酶抑制药（ACEI），如：卡托普利。

⑤血管紧张素Ⅱ受体阻断药（ARB），如：氯沙坦。

三、处方分析

该处方合理。原因：原发性高血压首选ACEI或ARB，由于此人有吸烟史，为避免刺激性咳嗽，所以选用ARB，用厄贝沙坦。同时使用氢氯噻嗪作为基础降压药联合用药。患者左心室肥厚，ARB和氨氯地平可逆转这一症状，因此可以用氨氯地平联合用药。

第十九章　抗心绞痛药和调血脂药

一、选择题

1.E　2.D　3.D　4.E　5.E　6.C　7.A　8.B　9.C　10. D　11.A　12.A　13.B　14.B　15.B　16.C　17.B　18.A　19.D　20. B

二、简答题

1.

表 3-19-1　硝酸酯类、普萘洛尔的优缺点

	硝酸酯类	普萘洛尔
优点	冠状血管扩张	心率减慢
	回心血量减少	
缺点	心率增快	冠状血管收缩
		回心血量增多

从表3-19-1中可以看出：单独应用普萘洛尔或者硝酸酯类既有优点也有缺点，若两者合用，则可以取长补短，增强疗效，减少不良反应。

2. 心绞痛发作时，应嘱患者取坐位或半卧位，立即舌下含服硝酸甘油，若5分钟不见效果，可隔5分钟再用一次，最多可连续使用3次，同时立即报告医生处理。严密观察用药后的不良反应，用药后若出现剧烈头痛、心悸、低血压等情况应立即告知医生。教导患者应遵医嘱定时服药，服药期间应忌酒；药物应随身携带，以备急用；药物应避光保存，以防失效。有效期一般为半年，舌下含服时，如有灼热、舌麻等刺激感是药效的结果，如含服后无此反应表明药物可能失效，应及时替换。

三、处方分析

该处方合理。原因：硝酸甘油与普萘洛尔合用时可以互相取长补短，产生协同作用。硝酸甘油可以改善β受体阻断药抑制心肌收缩力而引起的心室容积扩大、心室射血时间延长，以及冠状动脉收缩倾向不利于心肌供血、供氧的缺点；β受体阻断药可以纠正硝酸酯类因降压引起的反射性心率加快和心肌收缩力增强。但两药都可引起血压下降，合用时要注意剂量。

第二十章　抗慢性心功能不全药

一、选择题

1.C　2.B　3.D　4.B　5.D　6.C　7.A　8.D　9.D　10. A　11.B　12.C　13.B　14.B　15.E　16.A　17.C　18.B　19.B　20. C

二、简答题

1. 目前治疗心功能不全的药分为三类：①正性肌力药，主要是通过增强心肌的收缩力，增加心排血量，缓解心衰症状；②血管紧张素Ⅰ转化酶抑制药（ACEI），主要是通过抑制血管紧张素Ⅰ转化酶，降低血管紧张素Ⅱ含量，扩张外周血管，降低心脏前、后负荷，缓解心衰症状，并且能逆转心室重构肥厚，减少并发症，降低病死率；③减轻心脏负荷药，包括利尿药及扩张血管药，通过利尿，扩张血管，降低心脏前、后负荷，缓解心衰症状。

2. 强心苷中毒时明显抑制 Na^+–K^+–ATP 酶，使心肌细胞内 Na^+ 剧增、Ca^{2+} 超负荷、严重缺 K^+，从而导致各种心律失常。预防：①严格掌握适应证和禁忌证；②剂量不能太大；③疗程不能太长；④避免诱发中毒的各种因素；⑤加强用药期间的监护。治疗：①停药，立即停用强心苷及诱发中毒的药物；②补钾，注意补钾的注意事项；③抗心律失常，缓慢型心律失常用阿托品，快速型心律失常用苯妥英钠或利多卡因。

三、病例分析

1. 患者病情加重是因为过量服用地高辛引起的地高辛中毒。

2. 地高辛是强心苷类治疗心衰的有效药物，但安全范围窄，随意增减剂量可致地高辛剂量不足治疗无效或药物过量中毒。用药指导时要加强对地高辛的用药注意事项和毒副作用的解释说明。加强对老年患者等特殊群体的药学服务，同时强调，无论医院取药还是药店自购药，都要仔细询问用药注意事项，并认真阅读药品说明书，保证用药安全、有效。

第二十一章　抗心律失常药

一、选择题

1.A　2.B　3.D　4.D　5.E　6.A　7.E　8.D　9.A　10. C　11.A　12.A　13.B

14.C 15.C 16.E 17.E 18.C 19.A 20. D

二、简答题

抗心律失常药分为四大类。

（1）Ⅰ类：Na^+ 通道阻滞药，主要是通过阻滞 Na^+ 通道，降低心脏自律性，减慢传导速度，延长有效不应期，达到抗心律失常的目的。根据其阻滞 Na^+ 通道的程度分为：①Ⅰa 类：适度 Na^+ 通道阻滞药，如奎尼丁；②Ⅰb 类：轻度 Na^+ 通道阻滞药，如利多卡因；③Ⅰc 类：重度 Na^+ 通道阻滞药，如普罗帕酮。

（2）Ⅱ类：β 受体阻断药，主要是通过阻断 β 受体，降低心脏自律性，减慢传导速度，延长有效不应期，达到抗心律失常的目的，如普萘洛尔。

（3）Ⅲ类：延长动作电位时程药，主要是通过抑制多种离子通道，如 Na^+ 通道、K^+ 通道、Ca^{2+} 通道，延长 APD（动作电位时程），绝对延长有效不应期（ERP），达到抗多种心律失常的目的，如胺碘酮。

（4）Ⅳ类：Ca^{2+} 通道阻滞药，主要是通过阻滞 Ca^{2+} 通道，降低心脏自律性，减慢传导速度，达到抗心律失常的目的，如维拉帕米。

三、处方分析

此处方属合理用药。原因：①患者心电图出现频发多源性室性期前收缩，应先静脉给药治疗，再口服维持；②利多卡因可用于各种原因引起的室性心律失常，为首选药，但其不能口服，口服常选用美西律，其口服生物利用度高，作用维持时间长达 6 ～ 8 小时。

第二十二章　利尿药和脱水药

一、选择题

1.B 2.D 3.A 4.A 5.E 6.A 7.B 8.B 9.A 10. B 11.E 12.D 13.C 14.E 15.D 16.B 17.C 18.A 19.D 20. B 21.C 22.D 23.E 24.ABCDE 25.ACE 26.ABE

二、简答题

1. 利尿药根据其作用强度分为三类。

（1）高效类利尿药：通过抑制髓袢升支粗段 K^+–Na^+–$2Cl^-$ 共同转运系统达到利尿作用，如呋塞米。

（2）中效类利尿药：通过抑制髓袢粗段皮质部 Na^+–Cl^- 转运系统达到利尿作用，如氢氯噻嗪。

（3）低效类利尿药：通过拮抗醛固酮或直接抑制远曲小管和集合管对 Na^+、Cl^- 的重吸收达到利尿作用，如：螺内酯、氨苯蝶啶。

2. 甘露醇的药理作用：脱水作用、利尿作用。

作用特点：①静脉注射后不易通过毛细血管进入组织，提高血浆渗透压；②易经肾小球滤过；③不易被肾小管重吸收；④在体内不被代谢。

临床用途：脑水肿、青光眼、预防急性肾衰竭。

三、处方分析

1. 该处方不合理。原因：①高效利尿药呋塞米具有耳毒性，氨基苷类抗生素庆大霉素也有耳毒性，两药禁止配伍，否则会引起严重的听力障碍；②庆大霉素可损害肾功能，老年人慎用，肾功能不全者禁用。

2. 该处方不合理。原因：氢氯噻嗪以有机酸的形式从肾小管分泌，可与尿酸的分泌产生竞争，从而减少尿酸的排出，引起高尿酸血症，痛风的患者慎用。因此建议停用氢氯噻嗪，合用其他的降压药物，如 ACEI、ARB 等。

第二十三章　组胺和抗组胺药

一、选择题

1.B　2.E　3.C　4.E　5.E　6.D　7.B　8.E　9.E　10. A　11.E　12.A　13.B　14.C　15.D　16.C　17.ABCE　18.AC

二、简答题

1. 第二代 H_1 受体阻断药有西替利嗪、氯雷他定、阿司咪唑、特非那定等。作用特点是不易透过血脑屏障，中枢抑制作用比较弱，作用持久，对驾驶员或高空作业者工作期间更适合。但过量的阿司咪唑、特非那定可引起心律失常，应予以注意。

2. 常用 H_1 受体阻断药的作用特点见表 3-23-1。

表 3-23-1　常用 H_1 受体阻断药的作用特点

药物	中枢抑制	抗晕止吐	抗胆碱作用
苯海拉明	+++	++	+++
异丙嗪	+++	++	+++
氯苯那敏	+	−	++
赛庚啶	+	−	+
阿司咪唑	−	−	−
特非那定	−	−	+

三、处方分析

该处方不合理。原因：氯苯那敏属于第一代 H_1 受体阻断药，有中枢抑制作用。该患者是司机，服用后会出现嗜睡，有交通安全隐患，因此，应选择第二代 H_1 受体阻断药。

第二十四章　作用于血液和造血系统药

一、选择题

1.A　2.A　3.C　4.E　5.D　6.C　7.B　8.B　9.D　10.E　11.A　12.E　13.B　14.B　15.A　16.C　17.C　18.A　19.D　20.A　21.E　22.E　23.ABE　24.BCE　25.BD

二、简答题

1. 缺铁性贫血的主要原因是急、慢性失血或生理需要增加而机体补充不足。慢性失血见于月经过多、功能性子宫出血；儿童发育期、妊娠期及哺乳期的妇女，由于生理需要增加，也可能引起缺铁性贫血。

用药注意事项：①铁制剂对胃肠道黏膜有较强的刺激性，可引起恶心、呕吐、上腹不适，饭后服可减轻上述症状；②口服剂量过大可致急性中毒，出现胃肠道出血，严重时可引起休克，所以应严格控制剂量；③稀盐酸、维生素 C、果糖、半胱氨酸等均能促进铁的吸收，可配伍应用。含钙、磷酸盐类及含鞣酸的药物、四环素类药物、碱性药和浓茶均可影响铁的吸收，应避免同时应用。

2. 抗凝药肝素、双香豆素和枸橼酸钠的作用异同点见表 3–24–1。

表 3–24–1　肝素、双香豆素、枸橼酸钠的作用异同点

	肝素	双香豆素	枸橼酸钠
作用机制	提高抗凝血酶Ⅲ的活性，使血浆凝血酶及凝血因子Ⅸa、Ⅹa、Ⅺa、Ⅻa 失活	拮抗维生素 K 参与的凝血因子，如Ⅱ、Ⅶ、Ⅸ、Ⅹ的合成	络合血浆钙
作用特点	体、内外抗凝 作用强、快、短 口服无效	体内抗凝 作用慢、久 口服有效	体外抗凝 作用迅速
用途	防治血栓栓塞性疾病 体、内外抗凝 DIC	防治血栓栓塞性疾病	保存血液
不良反应	过量自发性出血	过量自发性出血	心功能不全、低血钙
特殊拮抗剂	鱼精蛋白	维生素 K	钙剂

三、病例分析

该类型贫血属于慢性失血性贫血，可服用铁制剂治疗。

用药护理应注意：①铁剂宜与稀盐酸或维生素 C 同服，避免与抗酸药、高钙和高磷酸盐食物、含鞣酸较多的植物及四环素类抗生素等同服；②指导患者用药期间定期检查血红蛋白、网织红细胞及血清铁蛋白和血清铁等，并注意观察疗效。

第二十五章　作用于呼吸系统药

一、选择题

1.C　2.C　3.A　4.C　5.A　6.A　7.D　8.B　9.C　10. E　11.C　12.B　13.A　14.D　15.C　16.E　17.E　18.C　19.CDE　20. ACE　21.ABDE

二、简答题

1. 常用平喘药：①肾上腺素受体激动药：如肾上腺素、沙丁胺醇等；② M 胆碱受体阻断药：如异丙托溴铵；③茶碱类药物：如氨茶碱；④肥大细胞膜稳定药：如色甘酸钠；⑤肾上腺皮质激素：如倍氯米松。

2. 氨茶碱的不良反应及用药注意事项：①局部刺激作用：口服对胃肠有刺激性，出现恶心、呕吐，宜饭后服；肌内注射可致局部红肿疼痛，故不宜肌内注射。②兴奋中枢：出现失眠，烦躁不安，可用镇静催眠药对抗。③静脉注射时浓度过高或注射过快，可引起心悸、心律失常、血压骤降、惊厥，必须稀释后缓慢静脉注射。

三、处方分析

该处方合理。原因：醋酸泼尼松为抗炎平喘药，可消除支气管黏膜肿胀，解除支气管痉挛，适用于哮喘急性发作及其他平喘药无效的重症患者；氨茶碱对呼吸道平滑肌有直接松弛作用，与糖皮质激素有协同作用；溴己新直接作用于支气管腺体，具有祛痰作用，利于呼吸道的畅通，缓解哮喘；三药合用疗效增强。

第二十六章　作用于消化系统药

一、选择题

1.A　2.A　3.B　4.D　5.C　6.D　7.C　8.D　9.C　10. D　11.E　12.A　13.E　14.C　15.B　16.C　17.A　18.ACE　19.ABE　20. ABCDE　21.BCDE

二、简答题

1. 常用抗消化性溃疡药分为四类。

（1）抗酸药，代表药为氢氧化铝等。

（2）抑制胃酸分泌药，包括：① H_2 受体阻断药，代表药为雷尼替丁等；② H^+ 泵抑制药，代表药为奥美拉唑等；③ M 胆碱受体阻断药，代表药为哌仑西平等；④胃泌素受体阻断药，代表药为丙谷胺等。

（3）增强胃黏膜屏障功能药，代表药为硫糖铝、枸橼酸铋钾等。

（4）抗幽门螺杆菌药，代表药为阿莫西林、克拉霉素等。

2. 常用泻药分为三类。

（1）容积性（渗透性）泻药，口服难以吸收，在肠道形成高渗透压，引起肠内容物增多，肠道扩张，刺激肠壁，增强推进性蠕动而引起排便，如硫酸镁。

（2）刺激性（接触性）泻药，口服后与结肠黏膜接触，刺激肠壁，产生导泻作用，如酚酞。

（3）润滑性泻药，口服不被肠道吸收，对肠壁及粪便起到润滑作用，有利于排便，如开塞露。

三、处方分析

1. 此处方不合理。原因：蒙脱石散会吸附枯草杆菌二联活菌，使后者不能充分发挥作用。

2. 此处方不合理。原因：两者不能联用。雷尼替丁可阻断 H_2 受体，显著抑制组胺引起的胃酸分泌，临床上可用于消化性溃疡，但硫糖铝需要在酸性条件下分解成硫酸化蔗糖和氢氧化铝，附于黏膜和溃疡表面，起到胃黏膜保护作用，雷尼替丁会升高胃内 pH，减弱硫糖铝的胃黏膜保护作用。

第二十七章　子宫兴奋药和子宫抑制药

一、选择题

1.C　2.C　3.E　4.E　5.B　6.C　7.E　8.A　9.C　10. A　11.C　12.C　13.B　14.D　15.B　16.B　17.E　18.ABDE　19.CD　20. ABCD　21.ABE

二、简答题

1. 缩宫素能兴奋子宫平滑肌，子宫收缩的性质及强度与缩宫素剂量有关，小剂量使子宫产生节律性收缩，用于引产或催产；大剂量可使子宫出现强直性收缩，不利于产程中的胎儿娩出，可有胎儿窒息和子宫破裂的危险，大剂量缩宫素可用于产后止血，此时胎儿已娩出。

2. 小剂量缩宫素使子宫平滑肌产生节律性收缩，又能松弛子宫颈平滑肌，利于胎儿娩出，用于引产或催产；麦角生物碱兴奋子宫平滑肌，对子宫体和子宫颈的兴奋作用无明显差异，且剂量稍大即引起子宫强直性收缩，故不能用于引产和催产，否则有子宫破裂、胎儿宫内窒息或胎盘滞留宫内的危险。

三、处方分析

该处方合理。原因：产后出血时立即皮下或肌内注射较大剂量的缩宫素，能迅速引起子宫强制性收缩，压迫子宫肌层内血管而止血。但缩宫素半衰期短，作用不持久，需要配合使用麦角新碱，麦角新碱能使子宫平滑肌强直性收缩，两者协同用于产后止血。

第二十八章　性激素类药和避孕药

一、选择题

1.B　2.A　3.A　4.A　5.E　6.B　7.C　8.D　9.A　10. A　11.C　12.C　13.D　14.E　15.ABCE　16.ABCE

二、简答题

1. 雌激素的药理作用：①对未成年女性，雌激素能促使女性第二性征和性器官发育成熟。②对成年妇女，除保持女性性征外，还参与形成月经周期。它使子宫内膜增殖变厚（增殖期变化），并在黄体酮的协同作用下，使子宫内膜进而转变为分泌期状态，提高子宫平滑肌对缩宫素的敏感性。同时使阴道上皮增生，浅表层细胞发生角化。③较大剂量时，可作用于下丘脑－垂体系统，抑制 GnRH（促性腺激素释放激素）的分泌，发挥抗排卵作用。并能抑制乳汁分泌，是在乳腺水平干扰催乳素的作用所致。此外还有对抗雄激素的作用。④在代谢方面，有轻度水、钠潴留作用。能增加骨骼钙盐沉积，加速骨骺闭合。大剂量可使甘油三酯和磷脂升高而胆固醇降低，也使糖耐量降低。尚有促进凝血作用。

雌激素的临床用途：①绝经期综合征；②卵巢功能不全和闭经；③功能性子宫出血；④乳房胀痛及回乳；⑤晚期乳腺癌；⑥前列腺癌；⑦痤疮；⑧避孕。

2. 孕激素的临床用途：①功能性子宫出血；②痛经和子宫内膜异位症；③先兆流产及习惯性流产；④子宫内膜癌；⑤良性前列腺肥大、前列腺癌；⑥避孕。

第二十九章　肾上腺皮质激素类药

一、选择题

1.A　2.E　3.D　4.E　5.C　6.B　7.D　8.E　9.D　10. C　11.B　12.C　13.E　14.B　15.E　16.ABCE　17.BCE　18.CD　19.ABCDE

二、简答题

1. 糖皮质激素的药理作用：①抗炎，对各种炎症反应都有抑制作用，但抗炎不抗菌，在炎症早期可缓解红、肿、热、痛等症状，在炎症后期可抑制肉芽组织增生，减轻疤痕和粘连，但同时也影响伤口愈合。②抑制免疫，对免疫反应的多个环节均有抑制作用，小剂量抑制细胞免疫，大剂量抑制体液免疫。③抗毒，能提高机体对细菌内毒素的耐受力，降低内毒素对机体的损害，但不能中和内毒素。④抗休克，是抗炎、抗毒、抗免疫的结果，此外还能提高心脏、血管对儿茶酚胺的敏感性，扩张痉挛的血管，减少心肌抑制因子等。⑤对血液的影响，使淋巴细胞、单核细胞等减少，使红细胞、白细胞、血小板增加。⑥对代谢的影响，使血糖升高，抑制蛋白质合成，促进蛋白质分解，使脂肪重新分布等。

2. 糖皮质激素的临床用途：①严重感染，应与足量有效的抗生素合用。②抗休克，主要用于感染中毒性休克，早期、短时间、大剂量使用，对其他休克也有效。③防止炎症后遗症，减少或抑制肉芽组织生成，防止重要脏器疤痕或粘连的发生。④过敏性疾患、自身免疫性疾病、器官移植。⑤替代疗法，用于肾上腺皮质功能减退症等。⑥局部外用。

3. 糖皮质激素的不良反应：①类肾上腺皮质功能亢进症，长期大量应用激素的结果。②类肾上腺皮质功能减退症，长期用药，通过负反馈机制抑制下丘脑 - 垂体 - 肾上腺系统的结果。③诱发或加重感染，抑制炎症反应、抑制免疫的结果。④诱发或加重溃疡，刺激胃酸、胃蛋白酶分泌，抑制胃黏液分泌的结果。⑤影响儿童生长发育、影响伤口愈合，抑制蛋白质合成，促进蛋白质分解，抑制肉芽组织增生的结果。⑥中枢兴奋。⑦致畸胎。⑧反跳现象，患者对激素产生了依赖性而病情未完全控制，突然停药或减量过快的结果。

糖皮质激素的禁忌证：①抗生素不能控制的感染；②活动性溃疡，创伤修复期；③严重精神病，癫痫；④孕妇；⑤严重高血压、糖尿病、骨质疏松等。

第三十章　甲状腺激素类药和抗甲状腺药

一、选择题

1.E　2.E　3.A　4.E　5.C　6.E　7.D　8.B　9.B　10. C　11.D　12.A　13.D　14.C　15.A　16.B　17.B　18.C　19.A　20. D　21.AD　22.BCE　23.ABD

二、简答题

1. 甲亢患者手术前先用丙硫氧嘧啶，抑制甲状腺激素合成，使血清中甲状腺激素水平下降，防止术中、术后发生甲状腺危象。但硫脲类药物应用后，反馈性增加 TSH（促甲状腺激素）分泌，刺激甲状腺组织增生、充血、变软，增加手术难度，故在术前 2 周加服大剂量碘剂，使甲状腺组织退化、腺体缩小变韧，减少出血，利于手术的进行。

2. 甲状腺危象的用药包括：①大剂量碘剂，抑制甲状腺激素释放，迅速缓解甲状腺危象症状；②丙硫氧嘧啶，抑制甲状腺激素的合成和释放，抑制外周血中 T_4 转化为 T_3；③普萘洛尔，拮抗 β 受体，减少甲状腺激素分泌，改善甲亢所致交感神经活性增强的症状。

第三十一章　胰岛素和口服降血糖药

一、选择题

1.B　2.C　3.A　4.C　5.A　6.C　7.D　8.E　9.B　10. E　11.C　12.B　13.B　14.ACE　15.ACE　16.AD　17.ACE　18.ABCD　19.ABCDE　20. AB

二、简答题

1. 胰岛素的药理作用：降低血糖、影响脂肪代谢和蛋白质代谢、促进 K^+ 转运的作用。

胰岛素的临床用途：主要用于糖尿病的治疗，是 1 型糖尿病唯一的治疗药物，须终身用药。也可用于经饮食控制或口服降血糖药未能控制的 2 型糖尿病患者，还可用于糖尿病并发酮症酸中毒及非酮症高渗性昏迷患者，或糖尿病合并严重感染、消耗性疾病、高热、妊娠、创伤、手术等其他病情的患者。

2. 口服降糖药主要有以下五类：①磺酰脲类，如格列本脲、格列齐特等，激动胰岛 β 细胞膜上的磺酰脲受体，刺激胰岛素释放，用于胰岛功能尚存且单用饮食控制无效的 2 型糖尿病。②双胍类，如二甲双胍，抑制肠壁对葡萄糖吸收、促进组织对葡萄糖摄取和利用、提高靶组织对胰岛素敏感性等，用于2型糖尿病，尤其是肥胖患者。③ α 葡萄糖苷酶抑制剂，如阿卡波糖、米格列醇等，竞争性抑制 α 葡萄糖苷酶，抑制寡糖分解为单糖，减少吸收，可降低餐后血糖。④胰岛素增敏剂，如罗格列酮，通过增加肌肉及脂肪组织对胰岛素的敏感性而发挥降糖作用，用于治疗胰岛素抵抗和2型糖尿病。⑤餐时血糖调节剂，如瑞格列奈，是一种新型的促胰岛素分泌剂，能引起类似生理模式的胰岛素分泌。

第三十二章　抗生素概论

一、选择题

1.C　2.A　3.B　4.D　5.D　6.E　7.C　8.A　9.E　10. B　11.D　12.B　13.B　14.D　15.C　16.A　17. D　18.E　19.B　20. C

二、简答题

1. 抗生素的作用机制：①阻碍细菌细胞壁合成；②提高细菌胞浆膜的通透性；③抑制细菌蛋白质合成；④影响叶酸代谢；⑤抑制核酸代谢。

2. 耐药性的机制：①产生灭活酶；②降低细菌胞浆膜的通透性；③改变靶位结构；④改变代谢途径；⑤增强主动外排系统活性。

三、处方分析

该处方不合理。原因：罗红霉素属于速效抑菌药，通过抑制细菌蛋白质合成产生作用，可快速抑制细菌的生长繁殖，使其进入静止期。阿莫西林属于繁殖期杀菌药，对生长繁殖期的细菌才具有杀菌作用。故两药合用时，罗红霉素会拮抗阿莫西林的杀菌作用。

第三十三章　β－内酰胺类抗生素

一、选择题

1.D　2.C　3.A　4.A　5.C　6.B　7.A　8.E　9.D　10. E　11.A　12.C　13.E　14.B　15.D　16.D　17.B　18.A　19.C　20. E

二、简答题

1. 青霉素最严重的不良反应是过敏性休克。

预防措施：①严格掌握适应证，避免滥用和局部用药；②详细询问过敏史，有青霉素过敏史者禁用；③做皮肤过敏试验，凡初次注射、停用 3 天后再用者或用药过程中批号更换时应做皮试，皮试反应阳性者禁用；④避免饥饿时给药，注射后观察 15 ～ 30 分钟；⑤青霉素应现用现配；⑥注射前备好急救药品和器材。

抢救措施：一旦发生过敏性休克，立即停药，皮下或肌内注射肾上腺素 0.5 ～ 1.0mg，严重者稀释后静脉注射，必要时可加用糖皮质激素和抗组胺药，同时采取其他急救措施：吸氧，人工呼吸，输液，给予呼吸中枢兴奋药、升压药等。

2. 耐酶青霉素的特点：耐酶，可口服，胃肠吸收好。临床主要用于耐药金黄色葡萄球菌所致的严重感染，以及需长期用药的慢性感染。

三、处方分析

此处方不合理。原因：①青霉素的 β－内酰胺环可使庆大霉素部分失活，从而使庆大霉素的疗效显著降低；②青霉素 G 钠在接近中性（pH6 ～ 7）水溶液中较稳定，若 pH ＜ 5 或 pH ＞ 8 则易分解而失效，10% 葡萄糖注射液的 pH 为 3.2 ～ 5.5，且葡萄糖具有还原性，能使青霉素 G 钠分解。

建议：两药应分别注射，可将庆大霉素肌内注射，青霉素 G 静脉滴注。静脉滴注溶液不宜用葡萄糖水，而改用生理盐水。

第三十四章　大环内酯类、林可霉素类和多肽类抗生素

一、选择题

1.C　2.D　3.D　4.B　5.A　6.B　7.C　8.B　9.E　10. E　11.D　12.C　13.C　14.C　15.B　16.C　17.B　18.A　19.ACDE　20. ACDE

二、简答题

林可霉素类的抗菌特点：对革兰阳性菌、革兰阴性厌氧菌有较好作用，为抗厌氧菌较好的抗生素，但对革兰阴性需氧菌无效。

林可霉素类的临床用途：用于敏感菌所致呼吸道、胆道感染及败血症等，对慢性骨髓炎，尤以耐药的葡萄球菌所致慢性骨髓炎疗效更佳；也用于厌氧菌感染；外用治疗革兰阳性菌引起的化脓性感染。

三、处方分析

此处方不合理。原因：两种抗生素作用部位相同，都作用于核糖体 50S 亚基，抑制细菌蛋白质的合成而发挥抗菌作用。因此，两者联用后会发生竞争性抑制，抗菌作用反

而减弱，同时增强胃肠道反应。

第三十五章　氨基苷类抗生素

一、选择题

1.C　2.C　3.A　4.B　5.D　6.E　7.E　8.A　9.C　10. C　11.D　12.E　13.B　14.A　15.B　16.B　17.E　18.ABCD　19.BE　20.ABCE

二、简答题

氨基苷类抗生素的主要不良反应及防治措施：①耳毒性，防治：注意患者的耳鸣、眩晕等早期症状，进行听力监测；避免合用其他耳毒性药物，如呋塞米、依他尼酸等。②肾毒性，防治：定期进行肾脏功能检查，避免合用增加肾毒性药物，如第一、二代头孢菌素类、万古霉素、多黏菌素等；注意剂量，有条件者进行血药浓度监测。③神经肌肉阻滞，防治：葡萄糖酸钙、新斯的明。

三、处方分析

此处方不合理。原因：①呋塞米具有耳毒性，庆大霉素也有耳毒性，两药禁止配伍，否则会引起严重的听力障碍；②庆大霉素可损害肾脏功能，老年人慎用，肾功能不良者禁用。

第三十六章　四环素类和氯霉素类抗生素

一、选择题

1.B　2.E　3.E　4.D　5.C　6.A　7.D　8.B　9.C　10. A　11.E　12.C　13.E　14.C　15.B　16.ABC　17.BCDE　18.BD　19.ABCD　20.ABD

二、简答题

主要是因为氯霉素的不良反应多而且严重。其主要不良反应有以下几点。

1. 抑制骨髓造血系统功能，严重者可导致不可逆性再生障碍性贫血。
2. 导致灰婴综合征。
3. 引起精神病患者严重失眠、幻觉、狂躁、猜疑、抑郁等精神症状。
4. 胃肠道反应以及肝、肾功能损害。
5. 其他：过敏反应、剥脱性皮炎、二重感染等。

三、处方分析

该处方不合理。原因：二价或三价阳离子（Ca^{2+}、Mg^{2+}、Fe^{2+} 等）易与天然四环素形成络合物，使四环素吸收减少，疗效降低，同时也降低硫酸亚铁治疗缺铁性贫血的作用。

第三十七章　人工合成抗生素

一、选择题

1.D　2.C　3.B　4.A　5.A　6.E　7.E　8.E　9.C　10. A　11.B　12.B　13.C　14.A　15.A　16.E　17.C　18.A　19.ABCDE　20. ABCD

二、简答题

1. 磺胺类药物抑制二氢叶酸合成酶，甲氧苄啶抑制二氢叶酸还原酶，两者合用从不同环节同时抑制细菌叶酸代谢，产生协同抗菌作用。磺胺甲噁唑与甲氧苄啶两药的药动学特点相似，便于保持血药浓度高峰一致，故常常合用。

2. 氟喹诺酮类的共同特点：①抗菌谱广，尤其对 G^- 杆菌有强大的杀菌作用；②与其他抗生素之间无交叉耐药性；③口服吸收好，体内分布广；④适用于胃肠道、呼吸道、尿路及骨、关节、皮肤等感染；⑤不良反应较少。

三、处方分析

该处方不合理。原因：磺胺甲噁唑及其乙酰化产物经肾排泄时，在偏酸性尿中溶解度降低，易在尿中结晶析出，引起肾功能损伤，出现蛋白尿、血尿、管型尿、尿少甚至尿闭等。患者已出现肾功能减退，且为酸性尿液，故不可使用。对于尿路感染，一般首选氟喹诺酮类。若用磺胺甲噁唑，应同时合用碳酸氢钠碱化尿液，防止肾功能损伤。

第三十八章　抗结核病药

一、选择题

1.C　2.E　3.E　4.A　5.D　6.C　7.C　8.A　9.A　10.B　11.D　12.C　13.A　14.C　15. ABCDE

二、简答题

抗结核病药的应用原则：①早期用药；②联合用药，常将两种或两种以上的抗结核病药联合应用，延缓或避免耐药性的发生；③规律用药，根据病情采用短程或长程疗法，在此过程中不能随意改变药物的种类、剂量或疗程；④全程督导，患者的病情、用药、复查都应在医务人员的监督之下。

三、处方分析

该处方不合理。原因：老年患者抗结核病治疗时，应尽可能避免应用氨基苷类药物（链霉素），该类药物可致耳毒性，老年患者因肝肾功能减退，对药物的代谢能力降低，容易蓄积中毒。可停用链霉素，改用乙胺丁醇、吡嗪酰胺等药物。

第三十九章　抗真菌药和抗病毒药

一、选择题

1.B　2.C　3.B　4.A　5.E　6.D　7.A　8.E　9.B　10. D　11.C　12.C　13.D　14.B　15.C　16.A　17.B　18.E　19.A

二、简答题

唑类抗真菌药包括：①咪唑类，如克霉唑、咪康唑、酮康唑等，对浅部和深部真菌均有效，其中咪康唑、酮康唑既可局部外用治疗皮肤黏膜的真菌感染，又可内用治疗深部真菌病；克霉唑对深部真菌作用差，口服不良反应多且严重，目前主要用于浅部真菌病。②三唑类，如氟康唑、伊曲康唑等，其抗菌作用较咪唑类药物强，不良反应少，对浅部和深部真菌均有效，临床广泛用于多种深部真菌病。

三、处方分析

该处方不合理。原因：金刚烷胺抗病毒谱窄，对甲型流感病毒的抑制作用明显，但对乙型流感病毒几乎无效，主要用于甲型流感病毒所致的呼吸道感染。

第四十章　抗寄生虫药

一、选择题

1.B　2.D　3.B　4.B　5.D　6.A　7.B　8.C　9.C　10. C　11.C　12.A　13.B　14.B

15.B 16.D 17.C 18.E 19.ACD 20. ABCD

二、简答题

青蒿素通过产生自由基，破坏疟原虫的生物膜、蛋白质等，使之死亡。本药高效、速效、低毒，对红内期疟原虫有效，对间日疟和恶性疟，包括耐氯喹虫株均有强大而快速的杀灭作用，但对红外期疟原虫无效，因而主要用于控制症状。

三、病例分析

疟疾是一种蚊虫叮咬致使疟原虫寄生于人体引起的传染病，广泛分布于热带和亚热带地区。感染者可出现发热、头痛、肌肉痛等不适，病情严重者可危及生命。引起人类感染的疟原虫主要包括恶性疟原虫、间日疟原虫、三日疟原虫等类型，其中，恶性疟原虫感染者可出现多种严重临床症状，如寒战、高热、头痛、肌肉痛、乏力、呕吐、咳嗽、腹痛、腹泻等，严重者可出现肺水肿、急性肾衰竭、循环衰竭。该患者所得疟疾为恶性疟，应首选青蒿素类药物治疗，同时为防止疾病复发，建议合用伯氨喹。

第四十一章 抗恶性肿瘤药

一、选择题

1.C 2.D 3.D 4.D 5.E 6.E 7.C 8.A 9.B 10. E 11.B 12.A 13.C 14.E 15.C 16.D 17.C 18.D 19.B 20. ABE

二、简答题

联合应用抗肿瘤药的基本原则：①从细胞增殖动力学考虑，包括招募作用、同步化作用；②从药物的作用机制考虑；③从药物的毒性考虑；④从药物的抗瘤谱考虑。

三、处方分析

该处方不合理。原因：吉非替尼的适应证为 EGFR 基因具有敏感突变的局部晚期或转移性 NSCLC（非小细胞肺癌），用药前必须明确有经国家药品监督管理局批准的 EGFR 基因检测方法检测到 EGFR 敏感突变。

参考文献

［1］金虹，李晶.药理学实验与学习指导［M］. 3版.西安：第四军医大学出版社，2016.
［2］杨宝峰，陈建国.药理学［M］. 9版.北京：人民卫生出版社，2018.
［3］王开贞，李卫平. 药理学［M］. 8版.北京：人民卫生出版社，2019.
［4］张硕峰，方晓艳. 药理学［M］.5版.北京：中国中医药出版社，2020.
［5］曾南，周玖瑶. 药理学［M］.2版.北京：中国医药科技出版社，2018.
［6］侯晞. 药理学［M］.4版.北京：人民卫生出版社，2018.
［7］李俊. 临床药理学［M］.6版.北京：人民卫生出版社，2018.
［8］乔国芬. 药理学学习指导与习题集［M］.4版.北京：人民卫生出版社，2019.
［9］厉彦翔，王卉. 药理学学习指导与习题集［M］. 镇江：江苏大学出版社，2018.
［10］国家药典委员会. 中华人民共和国药典（2020年版）［M］. 北京：中国医药科技出版社，2015.